中医师承学堂

一所没有围墙的大学

中医名家绝学真传书系

书系主编／刘力红

灵魂的守护者

五行针灸的护持一行

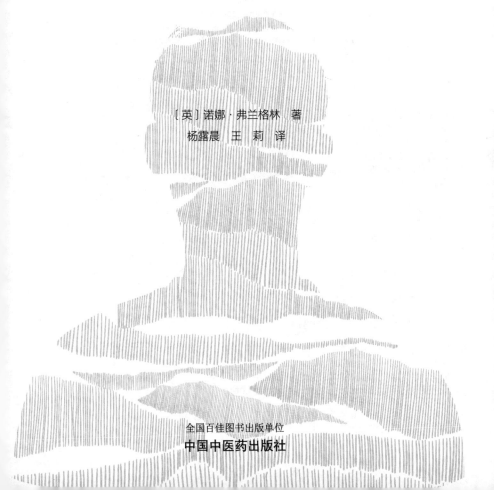

〔英〕诺娜·弗兰格林 著

杨露晨 王 莉 译

全国百佳图书出版单位

中国中医药出版社

图书在版编目（CIP）数据

灵魂的守护者：五行针灸的护持一行 /（英）诺娜·弗兰格林著；
杨露晨，王莉译 . — 北京：中国中医药出版社，2023.7
（中医师承学堂）
ISBN 978-7-5132-4282-0

Ⅰ . ①灵… Ⅱ . ①诺… ②杨… ③王… Ⅲ . ①针灸
疗法 Ⅳ . ① R245

中国版本图书馆 CIP 数据核字 (2022) 第 187053 号

全球中文简体字版权专有权归中国中医药出版社有限公司所有
本书由北京市版权局著作权登记 图字：01-2023-1971

中国中医药出版社出版
北京经济技术开发区科创十三街 31 号院二区 8 号楼
邮政编码　100176
传真　010-64405721
鑫艺佳利（天津）印刷有限公司印刷
各地新华书店经销

开本 880×1230　1/32　印张 10　字数 188 千字
2023 年 7 月第 1 版　2023 年 7 月第 1 次印刷
书号　ISBN 978-7-5132-4282-0

定价　68.00 元
网址　www.cptcm.com

服 务 热 线　010-64405510
购 书 热 线　010-89535836
维 权 打 假　010-64405753

微信服务号　zgzyycbs
微商城网址　https://kdt.im/LldUGr
官 方 微 博　http://e.weibo.com/cptcm
天猫旗舰店网址　https://zgzyycbs.tmall.com

如有印装质量问题请与本社出版部联系（010-64405510）
版权专有　侵权必究

献给我的家人

『任何一个细微的颤抖，无不影响到所有人。』——〔英〕查尔斯·狄更斯在我写的所有书里，我自己最喜欢这一本，她终于要跟中国读者见面了。

我是满怀着对自己使命的热爱写作此书的——作为一位五行针灸师的使命。这本书是我对中国古人的致敬，他们数千年前揭示的真理在当今仍然普适。五行针灸是一门极具灵性的针法，这本书里有我对五行针灸之美最深的思考。"道"是宇宙的灵魂，我相信五行是无所不包的"道"的代码，也是人类每个灵魂的守护者。

我至今仍对此生能够成为一名五行针灸师深感荣幸，希望读者在看完本书后会理解我的感受。

我要特别感谢以下几位，有了他们，这本书的中文版才得以面世。

本书的翻译杨露晨，她埋首几年终于将我最复杂且最有诗意的一本书译成了优美的中文；杨琳，她一直与出版社和各方保持沟通，这些年来我的书才得以一本接一本地变成中文与中国的朋友们见面；刘力红教授，没有他的接引，五行针灸就不可能回到其故土。

诺娜·弗兰格林
2023 年 3 月于英国伦敦

本书以其自身的形式呈现在这里，有其内在的规则需要我遵守。如果读者想找的是介绍针灸的概论性书籍，恐得另寻他处，因为此书并非这样的读物，而是我想将发现的深刻真相、学习到的惊人之美分享给大家的一本书。对许多人来说，我所写的仅仅是幻想和错觉，或者纯粹是无稽之谈，但我不会试图去说服对方。一定会有人认识到其中所蕴含的真理，因为我正是这样认为的，否则不会写下此书。

在熟悉西医的人眼中，针灸是非常陌生的，即使是那些熟悉的部分，比如同名的身体器官，也颇具迷惑性，因为在针灸中它们包含了其他更深层次的功能，而不仅仅是西方所认识到的生理功能。如果你初学针灸，那最好将先前对健康和疾病本质的理解都搁在一边，像一名优秀的评论家那样暂时放下怀疑，站在不同的角度看待人类及其健康。这好比在要求你换一种眼光来看待事物。一旦以这种方式转换了关注点，你就会发现针灸提供了一种看待现实的全新视角，对我来说，它代表了比我从小到大所接受的西方观念更为深刻的真理。

之所以写下此书，乃出自对五行针灸的爱和敬意，它不仅通过治疗滋养了我，亦滋养了经过我治疗的众多患者。让我惊讶的是，在 21 世纪初的西方，这种如此独特且适合我们的治疗方式竟如此鲜为人知，而即便有人了解，也往往存在误解。写下这本书的目的之一便是澄清这些误解，因为此书旨在向那些不了解五行针灸的人介绍这门学科。此外，还有一个相关的目的则是帮助那些操持五行针灸的人对他们的临床实践有更深入的了解。

我曾在伦敦的夜校教过很多年的五行针灸入门课程。课程对所有人开放，几乎所有学员在学习之前都没有针灸的相关知识。令我高兴的是，每个新班级的氛围都轻松愉悦，参加的学员也是形形色色，有水管工、秘书、退休商人，还有待业的年轻人，他们都无一例外地感受到我讲解的内容与他们的生活息息相关。这让我确信，我所接触到的是一个普适真理，因为各种关于人性的知识汇集于课堂之上，而它竟都能与之契合。这些内容引起了普遍的共鸣，起初让我有些惊讶，但当我渐渐将它视为理所当然后，让我感到诧异的反而是那些偶尔出现的质疑之声，仿佛班上其他人都能看见，他却视而不见。这再次证实了我所传授和操持的实属真理，这是夜校课程让我非常满意（起初有些惊讶）的一大收获，为我写这本书提供了动力。

针灸似乎一出现便已是完整的体系。它在历史的长河中有所改变，有些内容被添加了进来，有些内容则被从中去除。在有些时代光芒黯淡，有些时代则熠熠生辉。它会突然出现在一个国家，然后又出现在另一个地方。尽管针灸的光芒有时会黯淡下来，但从未消失。我们可以沿着一条不间断的传承路线，在21世纪初的西方找到它，但这时的它已经非常古老了。

针灸的美妙之一在于口口相传，治疗师将毕生所学以这种方式传递下去。这种口传心授的传承方式让针灸焕发出鲜活的生命力，与西方科学死板僵硬的学习方式差别甚远。我强烈地感到，每个人都必须将学到的知识传递下去，这样其他人便得以运用我们多年学习和实践的经验，正如我们现在所用的知识，亦来自先辈们。我们对信仰负有责任，不仅要从传承中汲取养分，还应给予一些回报。我之所以创办针灸学校，正是为了在有生之年鼓励新生力量的成长。

也许在某种程度上，每位针灸师都必须具备相信某些事情的能力，因为尽管有充分的文献记载和大量的证据能证明针灸的功效，却往往无法回答"如何做到"的问题。公平地说，我们知道它是有效的，因为一代代的患者都曾证明了这一点，但如果要理解"如何做到"，则还有很多很多事情要做。于我而言，这从不困扰我，反而增加了针灸对我的吸引力，因为正是针灸对难以捉摸的无形力量的运用，让针灸能影响到每个人神秘的灵魂世界，这也正是此书的主要内容。如此强大的作用，需要某种力量的支撑，而这种力量，是现有的测量器具或科学仪器都无法捕捉到的。例如，我们无法用简单的语言去概括爱上另一个人是种怎样的体验，也无法用简单的术语去描述医患之间的能量是如何相互作用的，而医患关系，正是针灸治疗的核心。

描述针刺穴位的过程并不困难："根据特殊解剖标志找到穴位，把针放在穴位上，刺入一定深度，按特定的方式行针，再出针。"这里不存在任何暗示，那些只相信科学的人不必担心。穴位运用和针刺动作都是可靠的物理操作。然而，如果再加上某种无形的东西，就会为选穴和进针赋予更深刻的意义，在这一点上，可靠的物理世界以及可量化、可测量的效果就需要让位了。这根物理性的针灸针，如何通过物理性的操作，刺入生理性的皮肤，让患者变得更愤怒，或更悲伤，或眼神更亮，或嘴角带着一抹微笑？且任何一次治疗都可能带来这样的变化。

该如何解释这些现象呢？生理层面的操作唤起了某些不仅仅是生理的反应。微笑不只是生理的嘴角上翘和眼角上扬，还是患者内在喜悦的表达，我们的内在情感有反应时，都会做出相应的表情。而这些反应从何而来？是什么受到了刺激，从而使我们出现了类似的情感反应？

这个层面的反应，我们称之为"精神（spirit）"。但就我个人而言，我倾向于用"灵魂（soul）"一词，因为"灵魂"还没有像"精神"那样被滥用，比如，"身心神（body, mind, spirit）"这一表达就遭到了过度使用，很快成了陈词滥调。举个例子，那些所谓的"身心神大会"上能找到多少真正的精神？而"灵魂"一词，还仍然保留着"精神"已失去的内涵——那种令人敬畏的感觉，唤起了我们内心深处的共鸣，那种"神性"将每个人从生命最原始那一部分中拉出，进入那个在远方和内心深处召唤着我们的闪闪发光的世界。无论是在远方还是内心，它的深度都无法估量，当我们阅读诗篇、聆听音乐，或是欣赏日出日落的美景时，它总能在这样的时候被点燃。

灵魂不能被文字描述，无法被语言分析，"灵魂"这个词无法表达灵魂的真正含义。灵魂是我们心中宁静的中心，无法被超越，被我们的第一个细胞吸入，赋予我们生命，从我们的最后一口气中呼出，随之带来死亡。无论多么细微地对身体的碰触，也同样会触及灵魂。我在此书中想讨论的是无限美好的人类灵魂，但它可能受到我们的玷污和毁灭，或是出于邪恶的主观意愿，或是出于一时的疏忽大意。

而我知道，一根小小银针，却能触及灵魂深处，唤醒麻木的生命，缓解人们的痛苦。如何操持针灸来达到这一目的，正是此书的焦点。

全书分为三个部分，我将其命名为"开启循环""循环之内"和"结束循环"。之所以这样做，一是为了表达针灸治疗是一个非线性的、循环往复的过程；二是为了反映天地之气的循行——进入人体、贯穿人体，再返回天地之间。

对我来说，写这本书也是一个类似的循环过程，当我把自己的语言转化成书中更通俗易懂的语言时，我的思想就开始了变化和发展。刚开始写这本书的那个人和现在写这最后一段时的那个人也是不同的，再次印证了"终即是始"。我相信书的结尾会引导读者又回到这个序言，为他们螺旋式上升的理解增添一个新的循环。

诺娜·弗兰格林
2022 年 12 月于英国伦敦

目
录

上篇　开启循环

中篇　循环之内

下篇　结束循环

上篇

开启循环

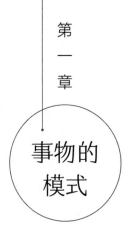

第
一
章

事物的
模式

　　对于不了解针灸的读者而言，恐怕得先抱着相信的态度去读此书，直到我所写的内容能让你们真正信服针灸。当然，如果无法信服，也可以将此书搁置一边。

　　我自己也是如此，许多年前，当我第一次接受针灸治疗时，也是带着这种将信将疑的态度来到针灸师的治疗床前的。当时的我，对针灸仅有非常模糊的认识，我还记得当时自己有多么惊讶，针灸竟然不是像我在电视上看到的那样扎在我的耳朵上，而且针灸师还真心想了解我。由于从小在西医的环境中长大，我从未怀疑过西医的疗效，也从未意识到或许还有其他不同的健康理念和治病方式。回想起来，当时的我竟全然接受了西医的医疗现状，对它不曾有过任何好奇和怀疑。

然而第一次治疗的效果让这一切发生了动摇。疗效大大出乎我的意料。去治疗时，我并没有什么期待，只是觉得自己竟然要去接受一种几乎一无所知的治疗，有点可笑。而治疗后，我竟有一种浴火重生之感，如同经历了一场人生的启动仪式。

针灸，以及从针灸的角度看待健康和疾病状态下的人，从那一天起开始成为我生活的主导。现在看来，这样一种人生的巨大转折需要一个重大事件作为标志，同时，我自己也需要一个针灸确实有效的证据，而我恐怕得不到比这更强有力的证据了。因为治疗后的第二天早上醒来，我仿佛进入了一个全新的世界，阳光更加明媚，色彩更加斑斓。我第一次感觉到脚下的小草通过它的根将我与大地联结在了一起。我开始意识到，有某种线状的通道以一种我从未体验过的方式穿过我，并通向我周围的天地。

表面上，我是因身体症状去寻求帮助，治疗却将我引向更深刻、更丰富的内心世界，引向我的灵魂。很多病人也是如此，起初只是因为身体症状找我治疗，却无意间走入了一个更深入的世界，那个有着令人敬畏的深度的、美丽的新世界从此向他们敞开。最近一位患者就跟我说："刚来时，根本没想到治疗会带我走向如此深刻而不同的体验。"

到底是我身体里的什么东西对一次针灸治疗做出了如此深层的反应？为何这么简单的治疗方法竟能引起如此深刻的思想转变？这些问题一直萦绕在我脑海里，于是一年后我开始学习针灸，就是从那时起，我逐渐认识了人类灵魂这个概念，针灸如此深刻而成功地将灵魂放置在了宇宙这一宏大的背景之下。

让我更加深感满足的是，我突然能感知到此前我从未感知到的，那就是我和身外这个世界一直都紧密而和谐地联结在一起。学习针灸后，我还认识到：当这个世界随着季节和岁月变换时，我也在一同变化着。针灸正是基于这样一个简单的原理——天地间仿佛有一根贯穿一切的弦，当那根弦被拨动时，万物也会随之一动。我随潮涨，亦随潮落；随月亮而动，随太阳而舞；随风吹拂，随雨闪烁；遇寒而凝，遇热而化。身外的一切无不影响着我，作用于我，塑造着我。

第一次的针灸治疗让我有了一种重新联结之感，就像车厢之间松开的挂钩又重新连接在了一起，仿佛贯穿天地的那根弦轻轻拽了我一下，提醒我它的存在。尽管我一直生活在这个地球之上，如今却仿佛与它开启了一种全新的关系，隔在我们之间的那层纱消失了，我终于能感知到周围的世界。我的视野变得更加明净，无论是外在还是内在的一切，都开始变得更加清晰。我也意识到有一根纽带，将我和世界联系在一起。

我仿佛站在一个交叉口，能量从最遥远的空间流向我的身体，像沙漏里的沙子那样穿过我，又重新去向最遥远的地方。那浩瀚宇宙的能量继续在我体内循环着，宇宙运行规律的约束，在一呼一吸中已能体现，那是我难以逃脱的束缚。如今我能明白，就像我体内的细胞一样，我亦无法逃离宇宙这个整体的牵引。

每一个生命都是宇宙能量的汇聚点，这些能量在我们体内短暂地结合在一起。一种巨大而无尽的力量在我们周围旋转，把我们带入它永不停歇的舞动之中。我们无法逃脱它的引力，因为它融化了我们认为身体所拥有的坚实边界，让身体成为我们和宇宙相互作用的场所。宇宙能量将其巨大的力量作用于与我们渺小身躯交界之处——我们的皮肤，这层娇嫩的皮肤所包裹的，不仅有我们的身体，还有我们的灵魂。这层薄薄的皮肤是我们的灵魂与宇宙的交界线投下的细微阴影，透过它，灵魂不断从宇宙吸收能量，与之联结。

我在西医主导的环境中长大，从来都认为身体形态是固定的，而现在要把身体理解为一个闪闪发光、不断波动变化、对最轻微的压力也能做出敏锐反应的能量体，这样的转换难度很大，即使已经成了针灸师，明知后者是事实，也并非易事。任何事物都不可能独自存在。万物相互流动和融合，随着宇宙的巨大潮汐一同起伏。我们血液的盛衰呼应着月亮的盈亏。宇宙中的空气在我们的一呼一吸之间做着永恒的循环。我们吸入着远古的祖先们呼出过的空气，我们呼出的空气也将继续养育我们的子子孙孙。

这种巨大的宇宙能量在我们体内继续循环，而推动宇宙走向永恒的那股力量，也同样作用于我们身上，成为我们体内的生命能量。身体之内与身体之外，看似分开，实际上却是一体，将其隔开的不过是一道薄薄的屏障，允许事物以截然不同和彼此分离的形式存在。因此，生命不过是这些能量在我们体内融合的结果。我们的身体便如同一个柔韧而精致的容器，让我们的灵魂可以居住其中，进行着一生的求索。

第一次治疗的确像是某种启动仪式，毫无征兆地，我迈进了一扇全新世界的大门，我所通向的不只是全新的健康，更是全新的人生。把针刺入我皮肤上的某个部位（后来我才知道那叫穴位），就会触及一张无限复杂、相互联系的网络。我后来发现，这张网络让我与天地节奏、昼夜、季节及超越于我的一切产生了联系。

我体内的器官及其功能，通过如此紧密的纽带与外部世界联系在一起，那条我曾经认为存在于"自我"和"非我"之间的分界线已经不复存在了。所以我后来了解到的时候也毫不惊讶，针灸所基于的哲学思想如今已经反映在了现代物理学的研究成果中，这与中国古人的说法一致：我在地球上伸出一根手指，影响的范围将遍及最遥远的虚空。

这一点让我感到十分欣慰，如今的我有了归属感。尽管我渺小而微不足道，但我是不可或缺的。我有我的位置，我有我的作用。

我的身体因此而变得有些陌生，里面蕴含着某种力量，将我与我的灵魂，以及更高层面的宇宙能量相连。我渐渐明白，我是自然之力的一部分，与世间万物一样，都源自同一种宇宙能量；塑造了身体和灵魂的那股力量，正是普遍存在于整个宇宙的同一股力量的显现。从微不足道的跳蚤到宇宙深处的黑洞，万事万物都是这股力量平衡作用的结果。

针灸为人类了解自己做出了巨大贡献，不仅认识到身体如同一个容器，宇宙力量在其中不断相互作用，还认识到身体对灵魂的吟唱，就像土著的"歌之途"*对澳大利亚轮廓的歌唱一样。一条条能量线交织在我周围，仿佛一条条地脉线（ley lines），那是对我的歌唱。能量在各个层面相互联结和交叉，将我身体的各个部分连成一张完整的地图，如果能看懂，你就会看到它不仅描绘出我的身体，还描绘出我的灵魂。

第一次接受治疗后我对这一切有了模糊的感受，为我指明了最初的方向，此后历经很多年的学习和感悟，才渐渐形成了我自

---

*　译者注：在澳洲土著的集体意识中，万物皆由各种图腾精灵的歌声所创造。这些歌声对应着大地上纵横交错的路径，划出边界和土地的归属，欧洲人称之为"歌之途"。

己对于针灸及其哲学基础的理解。这次治疗向我证明，一根针扎进身体某个穴位所产生的力量，足以影响我对自己和对世界的看法。这激起了我的好奇心，驱使我去探索为什么一次治疗竟会带来如此体验？针灸到底是什么？我的针灸人生就此开启，最初只是好奇想要了解针灸，最后却走上了针灸师的道路，如今看来，这是我人生的一个必然转变。

那时的我不可能知道的一点是，我偶遇的这门针法，竟能如此深刻地满足我探寻自身灵魂的渴望，因为它将至高无上的灵魂作为其关注的焦点。我现在已深信不疑，正是在那只慈悲智慧之手的指引下，我才不偏不倚地走向了这条正确的人生之路。而这条路将我引向的针法叫作五行针灸。

多年后我创办了一所五行针灸学校，而我对五行针灸的好奇心一如当初，仍然在不断地探索这门针灸能为人们做些什么、有多大的潜力，而且充满热情地想要把它介绍给更多的人——以前是我的学生们，现在则是我的读者们。

▼ 探寻自我

我放了些书在诊室的候诊区，以便病人在等候时阅读。那都是些我认为他们会感兴趣的书，比如与针灸、健康等有关的书籍，还有一些比较大众化的读物，其中有几本是关于星相的。刚开始我以为病人会首先看针灸方面的书，出乎意料的是并非如此。病人们最终会拿起针灸书翻看，但他们最先看的总是星相书，而星相书也是唯一被病人拿走过的书。

是什么让他们对星相如此感兴趣呢？我问了好几个病人，他们的回答都是一样的："我想是因为可以帮助我更好地了解自己吧！"他们认为这些书里有关于他们自己以及人类的一些神秘知识。事实上，他们是在寻找那个终极问题的答案："我是谁？"

这种对自我认知的探索似乎仅限于人类，其他生物似乎并没有这样的需求。而这里面其实还隐含着更进一步的追问："我为什么会来到这个世界？我的生命有目的吗？生命的目的到底是什么？生命真的有目的吗？如果有的话，我们怎样才能知道这个目的是什么？"

在针灸的框架内回答如此深刻的问题似乎有些格格不入，但我发现，如果要成为最顶尖的针灸师，就必须找到我自己对于这些问题的答案。因为如果对自我的探索是人类与生俱来的，那它对于任何致力于帮助人们恢复健康的疗法就一定会具有举足轻重的意义。当我刚开始接触针灸时，我常会惊讶地发现，这种对自我认知的追求，尽管隐藏在寻求减轻身体或情感痛苦的背后，但在大多数情况下都会渐渐变成病人治疗的重心。

人们到底为什么来做针灸治疗呢？所有人都想要得到某种改

变，希望通过外界的帮助来实现这些改变。刚开始他们可能不太清楚自己哪方面真正需要帮助，他们之所以来是因为在某种程度上感觉不太好。除了人生少有的几次巅峰时刻我们能真切地感受到幸福感流遍全身以外，绝大部分时间里，当体内运行良好时，我们根本不会去关注或察觉到身体上的感受。为了维持我们的健康，体内的每个器官都有各自的任务需要完成。我们的肺和心，胳膊和腿，感情和思想，各尽其职、相互平衡，像一台高度协调的引擎那样，各个部分组成了一个和谐的整体。我们的身体与灵魂是一体的，一直在后台不被察觉地默默工作着。

健康的时候我们认为这一切都是理所当然的，只有当健康受到了威胁，才会被迫去思考有关健康的问题。当疾病来临时，曾经的和谐与有序变成了失和与混乱，身体成了正邪相争的战场。各种疼痛和不适开始出现，寻求着我们的关注和帮助。平衡变成了失衡，舒适变成了不适，最终发展成了疾病。这一切为何会发生呢？

除了显而易见的环境因素和遗传因素之外，西医的病理学教材对其中列出的绝大部分疾病都没有给出真正的病因。我们知道为何矿工会得石棉肺、抽烟的人容易得肺癌，却不知道为什么人们会得许许多多其他的疾病，如多发性硬化和各种类型的癌症。甚至连最轻微的头疼，人们都对背后的机理知之甚少。一个人会得某种病，似乎完全是自发或随机的，让人惊讶的是，西医似乎对这种不清不楚毫不在意。

　　而作为针灸之基础的中国古代哲学却认为，如果无法建立因果之间的联系，是一种无序的表现。认同随意性的西医，与这种能看到万事万物背后的模式的哲学是格格不入的。如果这种模式和秩序被打破，其中一定有原因，中国古代哲学认为这是违反自然之道的结果。这里的"自然"，是指的广义上的自然，将整个宇宙包含在内。

　　万事万物，包括人类，都以各自的方式体现着自然之道。任何一种身体或精神疾病都是违背自然之道的结果。因此，无论何种治疗方式，其目的都在于重建并恢复应有的秩序，而恢复的可能性有多大，则取决于失衡的程度有多深。

　　因此，这样的医学能给人带来希望，它为病人提供了一种可能性——被疾病所打乱的模式是可以重新建立的。疾病并不会无缘无故地出现，针灸师的责任正是解开疾病产生的谜团。而解开覆盖在伤口上那团打了结的绷带是对针灸师工作的形象比喻，因为一个人的生命模式乃至疾病模式，都同样覆盖和隐藏在多年的失衡之下。每个病人都仿佛是一个杂草丛生的花园，需要悉心的修剪和照料，才能逐渐显露出它早已消失的轮廓，并让早已枯萎的花草树木重焕生机。

　　而那些肆意生长在我们灵魂深处的杂草，有着最深的根系，顽强地缠绕着我们的灵魂，带来绝望和无助。若想帮助病人恢复健康，这个问题同样需要解决，因为身体的痛苦和灵魂的痛苦并没有真正的区别，都是同一种痛苦在不同层面的表达。

在中国古人看来，万事万物都紧密联系在一起，这样的世界观深刻而细致，将一切事物背后的模式都囊括其中。如此一来，每个人都被编织进了这张万物之网中，这让在西方人看来微不足道的事情变得富有意义起来。从这个角度来看，疾病就像宇宙之网破了一个小角，而针灸师可以用银针将其修补好。疾病并非随意发生的，从中医的角度总能找到其发生的原因，因此，也就能通过包含在这一哲学框架内的治疗使患者恢复健康，针灸就是方法之一。

正是这些貌似抽象的哲学概念构成了一个可操作的医学体系，这一体系体现了"天人合一"的整体观，并将其作为人类生命的最终目标。疾病意味着和谐变成了不和谐，健康状态下的整体变成了疾病状态下的分裂，是整体力量被削弱的表现。而针灸师的任务就是修复整体，重返和谐。

这种对疾病本质的理解看似简单，中国古人却以此为基础，建立了一个高度复杂的追踪系统，无论是何种阶段，一旦我们身上自然而健康的能量流动受到细微干扰，都能被它检测到，而一旦检测到，便可以用一套复杂精妙的治疗方式加以调整。只要找对病因、找对时间、找准穴位，轻轻扎一针，就可以缓解关节炎、降低血压、减缓焦虑，或者同时治疗所有这些症状。一旦能根据病人的实际情况做出恰当调整，同样的针刺治疗便可以解决因失衡导致的各种问题，因此，针灸是一种非常有效的预防性医疗方法。

▼　宇宙的节律

中国人采用了一些深刻的名词来表达他们所认知到的事物运行模式。永远超越时空而存在的宇宙及其中的万事万物，被称为"道"，它包含一切。在宇宙尚未显化，在其发生大爆炸之前，"道"就已经存在。道是完美、永恒和无限的，作为有缺憾的、有生有死的人类，我们只能部分地了解和描述"道"。道超出了我们的理解范围，要描述道，需要使用最超凡的语言，恐怕只有最伟大的诗人或音乐家才能做到。也许可以将其称为"一切"，从"一切"中产生了时间、空间，并最终产生了物质，而每个渺小的人类都由物质产生。

作为生命必要条件的身体和灵魂，一直都处于循环过程之中，不断发生着变化和转换。生命无常而短暂，万事万物皆生于道，当它们短暂的存在完成了、结束了，又会回归于道，所有个体的事物或生命都不过是整体的一部分。

万物产生之初，道一分为二成两个相反的作用力。这两股相互对立、相互平衡的力量，中国人称之为"阴"和"阳"。二者永远相互排斥，又永远渴望拥抱彼此。这让万事万物都具有二元性，它们的正负两极、保持平衡的双臂，永远想与对方融合以求最终回归于道。阴阳表现为电流的正负极、里面和外面、前面和后面、光明和黑暗、男性和女性、善与恶、是与非，等等。万物为了生存，永远处于阴阳相互斗争的状态中，就像昼与夜相争、是与否相争，这是一场无法分出胜负的战争，因为一旦如此，一切显化的东西会最终消散，消失于无尽的黑暗之中。阴阳之间的对立斗争，形成了生命发展的动力，让我们永远无法舒适地停在某处，保持一成不变。

我正在写字的这只手，向我展示了它的阳面——手背，而它的阴面——手掌，则像所有阴的事物一样，将自己隐藏起来，把笔包围在中间。我得先把手翻过来，把手指伸直，才能看到手掌。我的注意力稍一放松，手指就会自然地弯曲起来，将手掌包裹在里面，手掌又隐藏了起来。手的阴面本能地寻求黑暗和隐藏；而阳面则很乐意展示自己。而阴和阳，手掌和手背，都依赖彼此而存在。

这个例子虽简单，却是对阴阳的深刻阐释。这样的例子有无数个，因为世上所有的存在都是阴阳相合的结果。万事万物都是二元的，具有两面性——它自己和它的对立面。事物的对立面就隐藏在其自身之中。

阴阳的能量在二者之间来回传递，就像变戏法的人把球放在两手之间来回抛掷，但要让时空里的一切发生还需要一个动力。阴阳由此进一步转化为能产生变化和发展的力量——这就是万事万物从开始到结束这一永恒循环中的五个阶段。每个阶段都生于阴阳，但比起阴阳之间能量的来回传递，每个阶段都增加了前进和改变的潜力。道一分为二为阴阳以形成万物，而阴阳又继续分裂成五种不同形式的力量，让运动和生命成为可能。正是这五种力量，为种子形成、发芽、绽放、枯萎和最终死亡创造动力。在我们的身体里，它们创造了各有分工的器官，并同样让我们经历从生到死的轮回。我们将这五个阶段称为五行。

每一行都为阴阳的前进动力赋予了各自独特的创造性品质，五行如同车轮的辐条，在某个永恒的循环中依次与下一行连接。五行带来了生命，也在循环终结时带来死亡。相对立的阴阳和推动我们不断向前的五行创造了一切有生命的东西，最终形成了人类的每个个体。

万事万物都随着五行的节拍起舞，五行以其无限的力量掌握着万物的出生、死亡和重生。我们对这双巨手背后的力量所知甚少，但小到一只鸟儿的振翅，大到星座在无限空间里的运转，无一不是这个力量作用的结果。中国古人试图为这种力量找到一个简单而又深刻的代表，并选择了目光能及且就在身边的大自然——是啊，还有什么比生命所依的自然更伟大呢？他们将从生到死这五个阶段的循环用日常所见的五种物质来表示：木、火、土、金和水。每一行都分工明确，但彼此间又相互依靠、紧密连接，共同编织成了宇宙的致密画布。

小到每个人身体里能量的运行，大到四季的轮回乃至整个宇宙的运转，无不是五行作用的显现。无论是人体还是宇宙的变化流转，都展现出同样的"从生到死再重生"的无穷无尽的循环模式。

我们赖以生存或死亡的能量，都被这只五行之手握在其中。因此，我们与木、火、土、金、水这五种能量都有着紧密关联。这五行构成了我们完整的生命循环。

那只造化之手创造了万事万物，而五行就像它的五根手指。五行造就了人体脏腑，每个脏腑的功能也同样由五行定义。在针灸学中，人体表层和深层能量运行的通路被称为经络，它们在体内纵横交错，网络全身，若要更好地理解经络，需要将它们与所属脏腑和脏腑功能联系在一起。在经络的作用下，能量由表入里，再由里出表，在里滋养脏腑，在表则从天地源源不断的供给中补充能量。只有在死亡时，这一让人惊叹的出入过程（所有脏腑都有类似的过程）才会衰退并最终停止，死亡就发生在断开连接的那一刻，维持生命的能量不再流入，生命的旋律戛然而止。

五行能量相互交织，让细胞生长为韧带、骨骼、结缔组织或血管，正是五行使得一个小小的细胞不断分裂，直至成为更为复杂和高级的生命体——人。一个受精卵被复制成了人体中的无数个细胞，而即使到了成熟的人体中，五行的工作也并未停止，仍在更加复杂的框架下继续进行。五行代表着宇宙在人身上的展现，五行在无尽宇宙中的力量，也复制在了每个人身上。

这五个阶段代表了所有事物的内在运动模式，在五行力量的推动下，变化和发展才成为可能。正是五行的力量使得一个细胞成长为一个成熟的生命体，再走向衰落。五行创造了时间，使万物生长，又使万物归零。在人类身上，五行表现为生长壮老已五个阶段。五行是身体变化的原动力，代表了生命循环的五个不同阶段。针灸正是作用在五行能量上。

五行构成了全部的生命。它们在所有层面的不同功能结合起来，形成了一种复杂、深不可测且相互作用的组织，从中产生了一种独特的存在——我们每个人。从塑造我们的骨骼，到骨骼上的肌肉，再到营养肌肉和骨骼的动脉，都是五行作用的结果。五行代表着我们人体出生、生长和最终衰老的过程，每一行都形成了不同的器官和能量通道，并有各自的生理影响范围。

而在更深的层面，五行还控制着我们的灵魂，决定着我们的所思所想、所作所为、什么让我们欢笑、什么让我们哭泣。我们称之为思想、情绪、渴望的那些东西，我们内心深处对生命和宇宙的疑问和探索，它们的存在和健康程度，无不与五行息息相关。从情感上来说，五行代表五种不同的情志——怒、喜、同情、悲、恐，而每一行也都有其需求：木渴望秩序，火渴望爱，土渴望滋养，金渴望尊重，水渴望安全。

无论是身体还是灵魂，是健康还是疾病状态，中国古人都有深刻的理解，并形成了一套完整而严谨的医学体系，其诊疗的根本原理就是阴阳五行这一哲学概念。当人生病时，阴阳失去了平衡，五行能量也无法在人体内顺畅运行。原本内聚的能量变得分裂——二者之间的界线非常分明，如同生机勃勃的星球与贫瘠的星球之差，亦如同夏日的温暖宜人与暑气熏蒸之别。整个宇宙在两种对立的力量之间寻求平衡，就像是在走钢丝。我们的生命也同样是在正反两极之间不断变化着。

树木生长的过程中，会在树干上增添一圈又一圈完美的年轮，这正是五行的作用在大自然中的显现。随着树龄的增长，新生命一层层地生发出来，年轮也一圈一圈连续不断地增长着。树木不断增粗、变老，生命不知不觉地从一个阶段进入到另一个阶段。人类也一样，随着五行流经我们的节奏而成长、衰老、死亡。

而能够影响我们的节律有很多，从生到死的节律，日夜交替、四季轮转的节律，我们体内一呼一吸的节律，心脏跳动的节律，血液循环的节律……生命不断地新陈代谢，完成了使命的死皮脱落，新皮再生，这一切都是五行循环运动的结果。

　　五行创造了所有生命的节律，仿佛是宇宙巨大的肺在不停地一呼一吸，为这个世界创造了有着鲜明对比的节律——日与夜、冬与夏、阴与阳……在生命的方方面面影响着我们。

　　人类也由这样的节律组成，我们的身体是外部宇宙节律的微小缩影。我们的生命周期有其自身的节律，有起有落，有高潮也有低谷，有时膨胀，有时收缩，永远处于这样的动态之中。它呼应着万物的脉搏，原子间的相吸与相斥、潮涨与潮落、云海的翻涌、巨大星系在宇宙中的运行……世上万物都随着某种隐藏的节律而变动，正如我们所知道的，一切事物都有生有死，死后又会以其他某种形式重生。而塑造了万物的能量则是永恒的，是一种不生不灭的力量，从它无限的子宫中孕育出无数的生命形式，它们皆有生亦有死。

　　这就让我们套上了时间的枷锁，并在我们身上投下时光流逝的阴影。时间之手把它触碰到的一切塑造成了死亡和新生的形状。它把单调的永恒分解成了我们所知的一小时、一天、一生、一千年，并赋予每一段以自己的节奏。时间把一年的高潮放在炽热的夏天，又把一年的低谷放在寒冷的冬季。时间把我们从父母怀抱中的婴儿变成了轮椅上的龙钟老人，无情地把青春光滑的脸庞变得布满皱纹。时间就是这么无情，世上万物无一能逃过它的"暴政"。

　　我们称之为五行的能量代表了生命不同阶段的运动模式，正如季节代表了年复一年的轮转。不同种类的能量产生了推动力，让万物得以诞生，并引导它们走向成熟，走向衰落和灭亡。因此，所有起始的能量都有其自身的性质，这将它与所有结束的能量，以及所有中间阶段的能量区分开来。我们早晨的能量与夜晚的能量不同，正如午夜的深沉寂静与中午的喧嚣忙碌不同。我们是日夜交替、季节轮转、岁月流逝的一部分。

这些周期性的变化是时间铭刻在万物上的标记。世界在一刻不停地变换着，每一个微小的生命都蕴含着时间的独特印记。生命节律在身体内外都能被察觉到。万物遵循着这起起落落的召唤，因为我们赖以生存的能量，分分秒秒，年年岁岁，都在臣服于生与死的节奏。这个节奏就是五行，它们代表着生命的各个阶段。

在这个动态的过程中，能量在整个身体结构中的变化导致它天天、月月、年年都在走向衰老，生命的不同阶段由不同的能量主导。五行能量为万事万物的变化提供了动力。在大自然里，春天必须让位给夏天，而夏天又让位给秋天，秋天再让位给冬天，形成了年复一年的季节轮转。我们的身体也一样，每种能量都有其波峰、有其谷底，每种能量在掌控局面一段时间后都要把接力棒交给下一种能量，就像一个季节把责任交给下个季节一样。每一种能量在完成自己责任的期间，也都遵循从升到降的规律。

　　我现在坐在这里，笔握在手中，稿纸放在桌上，我的灵魂专注于此，我的思想正尽力把灵魂所感受到的表达出来，我的身体在椅子里动来动去，这一切都是五行的不同能量在发挥作用。五行能量共同构成了整体，一个完整的躯体，一个思想的形成，一个动作的完成，一顿食物的消化，一根头发的生长，眨一下眼睛，开关一扇门，表达悲痛或愤怒，都是五行能量的体现。

　　此时此刻我描写五行的过程，正是对五行能量最恰当的体现：最初，我有了将五行表达出来的想法，没有这股力量的推动，之后的一切都无法生根发芽，这是萌芽的阶段；接着，构思慢慢成熟，嫩芽长大开出了鲜花；然后有了成果，词语从笔尖流到了纸上；接着是严格的审视、反复的斟酌，这里减一个字，那里加一个词，甚至可能因为表达不到位而把写下的所有内容全部划掉重写；最后，在开启下一段写作之前，是短暂的停顿。从木（芽苞）到火（花朵）、到土（果实），再到金（评判）、水（暂停），五行引领着我一步一步地走到了这个句号。

▼ 灵魂的守护者

　　现在来看一看我们熟悉的经络穴位图（图1）。有许多条线从上到下贯穿了人体，这些是人体能量的通道，我们称之为经

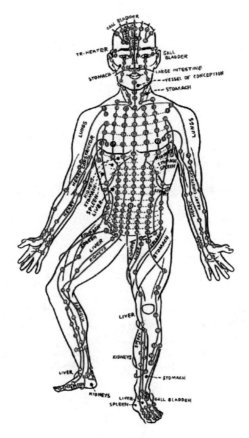

图 1 针灸经络穴位图

络。经络上标记了很多小点，这些就是穴位，是针刺的地方。是什么创造了这些经络呢？有各种不同的叫法，简单起见，我称之为"能量"，而中国人称之为"气"。它是我们的生命能量，正是它使我身体里的每个细胞生机勃勃，而当它离去时，所有细胞也将失去生命。

看到这张图（图1）的第一感觉是对称和平衡。从手指到脚趾，遍布全身的经络将人体连成一个和谐的整体。从这张二维平面图里看不到的是，这种有序的结构还深入到人体之内，将人体的各个部分联结在一起，形成了一个更加复杂立体的能量联结通道，最终将每一个细胞都联结了起来。

经络图的这种对称性，也可以在达·芬奇著名的素描《维特鲁威人》（图2）里找到。从这张图里可以看到，一个男人嵌在

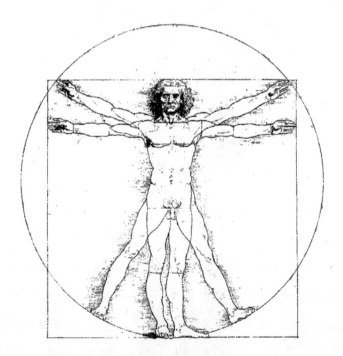

图2　维特鲁威人（达·芬奇绘）

一个完美的圆形中，被某种比他自己更广大的东西所包裹，就像在他的胚胎囊里。整个人体如同车轮，躯干是轴，上肢和下肢是轮辐。在完美的对称和平衡状态下，似乎只要轻轻一碰，他就能旋转起来。这正是对中国古人"天人相应"理念的一种形象表达——人遵循宇宙的秩序与大自然和谐相处，对身体内外的任何变化都会有所反应。

这个轮子，正是对道、阴阳、五行所代表的宇宙能量的一种形象表达。道是一个圆，无始无终，周行不殆，代表着世界在宇宙分裂之前永恒的统一与和平。阴阳的对立统一推动着道的运动，在达·芬奇的素描中以垂直和水平两个方向来表示。而最后，五行是对万物不断向前运动的一种表达，从阴到阳、从黑暗到光明、从夏到冬……没有这种向前运动的力量，时空以及时空中的一切生命都将不复存在。在达·芬奇的图画中，人的四肢和躯干就是五行，虽然在图中是静止的，但仿佛只要向图中人轻轻吹一口气，这个完美的球体就会变得鲜活起来。

现在需要进一步充实这个基本构架，我们可以仔细对照达·芬奇的素描与针灸图。中国古人肯定会同意达·芬奇的观点：人体是对称的。如果对经络有基本的了解，从针灸图上很容易看到，我们身体的每个部位都与其他更远的部位相互关联。例如，同一条经络的循行会经过眼睛，向下到口、胸部、胃、下腹、大腿、膝盖、脚踝和脚趾，然后与一条循行方向相反的经络相交接，这条经络会经过足部和脚踝的不同部位，并继续向上循行……如此，直到人体的每个部位都被包裹在一张致密的能量网中。

这些经络在淋巴系统、女性的月经以及咀嚼等人体功能中都发挥着作用，也同样会影响人的思维和情感。所有这些功能，以及其他很多功能，都和流经鼻子、眼睛的经络有关。因此，鼻子和眼睛不仅仅是呼吸器官和视觉器官，还同我们生命的许多其他方面直接关联。只要其中任何一个方面出现问题，都会造成经过鼻子和眼睛的经络的经气失衡。

如此看来，花粉热、鼻窦炎、哮喘或是普通感冒，以及更深层次的失衡，都可以被看作是由于流经鼻子、嘴和头部区域的某条经络能量运行受阻导致的。要疏通阻碍，并不一定要在疼痛部位施针，因为能量受阻的地方可能在这条经络的其他部位，比如脚上或身体更深处，正是这些地方的能量淤堵，导致能量系统远端的部位出现了问题。因此，我们可能会针刺脚上的穴位来消除鼻子的堵塞或更深的疼痛。

虽然西方科学体系越来越认识到能量的整体性，但西方医学直到如今也没有把这种整体观纳入其体系并做出修订。西方医学滞后于西方物理学是有原因的，因为一旦接受这种"万物一体"的观点，则会威胁到西方生理学的地位。而从中国古人的观点来看，西方生理学对人体存在着某种武断的割裂，而更加武断的是，它过度重视身体，却忽视了内在的灵魂。

这并不是在否定西方医学在治疗人体疾病方面所做出的惊人进步，尤其是对那些必须紧急干预的疾病。但是，无数人因为一些非特异性疾病到处求医，而医生们却完全不知该如何处理。对于那些莫名其妙的萎靡不振、浑身不适、心情低落、间歇性疼痛，西医某种程度上是束手无策的，而在接受过健康整体观训练的人眼中，这是人体发出的明确信号，是身体或是心神的某些地方出现了失衡。这种失衡可以追溯到出现问题的一行或几行，再通过针灸调整这一行或几行的能量流动。

我们这具身形受限的躯体，如何承受灵魂巨大而无形的能量呢？人类内心的剧烈变化导致这些能量不断扩张，并对外在的身体产生压力。就像气球表面会反映内在的空气压力，身体也同样会反映居住其内的灵魂的状态，只不过是以一种更加复杂的形式，因此身体是内在能量的外在反映。身体与灵魂相互融合，使每个人成为此生的模样，因此我们的身体永远不仅仅只是一个物理性的存在。

因此，人的外形并不会像石头那样，终其一生固定不变。身体对内心的压力极其敏感，会在我们脸上刻下焦虑的皱纹，会让脚踝肿胀，会让脊背在不堪重负之下变得弯曲。

是什么决定了身体的轮廓？是什么让我脸上呈现出某种表情，让我的骨骼呈现出某种姿态，从而看上去精力充沛或者疲倦而悲伤？是什么让我的动作显得愤怒、害怕或犹豫？我们的身体是一个活生生的动态模具，它会吸收我们的情绪和感受，在受到攻击时，及时把爱的柔软变成强硬的防御。身体仿佛是液态的，随着内在的变化而变化，但我们却大都认为身体是固定不变的。身体虽有着骨骼和肌肉的重重包裹，看上去粗糙而僵硬，却可以通过某种微妙的机制，将不断变化的情绪吸收其中，并以种种方式表现出来。

那么，该从何处开始我们对针灸的探索呢？恐怕最好的着手之处还是这具身体，针灸治疗也是将针灸针刺入身体之中。我生活在西方，因此假设我的读者也主要是西方人，他们熟悉的西医也是从身体着手——内科医生会开药给身体吃，外科医生会给身体动手术。同样地，针灸师会将针刺入身体，会给身体用草药。从这一点上来说，这些医疗方法都是针对身体的，但他们最根本的区别在于对身体的理解，二者之间可谓大相径庭。

多年前，我对针灸还一无所知时，身体对我来说就是一个简单的物体。它就在那儿，我可以触摸它、看到它，与散落在地上的石头没有太大区别。它似乎是独立存在的，有它自己的生命，我可以用我的其他部分——头脑或灵魂来观察它。有时候它会突然生病，它的不舒服会吸引我的注意。当它运转自如时，我会几乎忽视它的存在，认为这是理所当然的，毫无感恩之心。我从来没有把这具躯壳与我深层次的感情和精神生活联系在一起。

生病时，我会找人来修理我的身体，仿佛它是一辆等待修理的车。疾病是某种攻击我身体的异物，要把它们打败击退，它们是来自外部的侵略者，是某种东西，和其他东西一样，是构成这个世界的一部分。和机器一样，我的身体不仅取决于生存的环境，还取决于机械师的修理技术和零部件的可获取程度。人造关节、器官移植、替代药物等现代医学的奇迹都在向我证明，大自然失去了疗愈作用，只有人造的东西才能真正帮助我们。

现在已经记不清当初的我是怎么想的了，但回想起来，在某种程度上，我当时似乎认为人类比大自然懂得更多，因为当身体被大自然损坏时，人类生产出来的药是修复身体的唯一途径。人类比大自然懂得更多，让自然来掌控也就意味着回归原始——那时的我，离这个危险的想法只有一步之遥。

我的孩提时代是科学大发展的时代，科学似乎无所不能，那时还没有人谈论污染或药物副作用。我们认为，新发明的药物会治好一切疾病。我就在这样的传统里成长，我的父亲是医生，他工作的医院病房是我熟悉的地方。健康的秘密掌握在其他人手中，所有的疾病都会在这些专家面前投降，我们正走向一个全民健康的灿烂未来。

在我第一次遇到针灸之前，这一直是我对待疾病的态度。第一次针灸治疗以后，我才开始质疑成长过程中树立的许多有关健康的假设。

我逐渐发现，西方对于身体的认识完全局限于对生理层面的分析，而针灸则认为身体不是封闭的，而是一个通道、一个容器，身体是通向内在更深层灵魂的入口。在西方，灵魂被认为是一种独立于身体之外、难以捉摸的、在其范围内任意飘荡的存在，几乎不受具备各种复杂功能的身体的影响；而针灸则认为灵魂是身体运行不可分割的一部分，它深深地嵌于身体之中，与身体结构的每一个层面都紧密关联。没有灵魂相伴，身体无法移动；没有身体作为居所，灵魂则无法彰显。

▼ 身体是灵魂的肖像

如此大幅度地拓宽我们对身体的理解，需要想象力和理解力的飞跃。而对我们这些从小到大一直认为身体仅为肉体，而把肉体之外的一切都交给其他不相关的领域（如宗教或精神病学）的西方人来说，是有些惶恐的。我们偶尔也会提及人体整体观，也会谈一谈心身或压力导致的疾病，但其实并不清楚那到底是什么意思，言辞之中还会多少带点贬义，似乎认为这根本不值得过多关注。而其中缺失的，正是将人的各个部分联结在一起、让每个人成为一个整体的主线。

　　在针灸学看来，贯穿身体和灵魂的那根因果之线是不证自明的。身体是那个内在自我的居所和外在表达，身体的病痛不仅源自肉体本身，也同样（甚至更多）来自内心的痛苦。除此之外，它把每个人都看作是我们自身之外的力量的一部分，是浩瀚宇宙生命之网中的一根细丝，我们的健康或病痛都是这些力量在我们身体内外作用的结果。

　　因此，从针灸学的角度来看，我们的身体是流动的，当形成细胞的这些能量流经身体时，身体的边缘会变得柔软，会改变形状，会在疼痛的压力下屈服，也会在悲痛或愤怒时变得坚硬，或是在爱的温暖下融化。身体是灵魂在物质层面的体现，它无限灵活，能迅速调整适应环境，运作机制复杂得惊人，比例完美平衡，是造物主活生生的艺术作品，是我们灵魂最奇妙的守护者。它为我们提供了一种入口和途径，让我们得以通向内心世界，并成为一种媒介，让我们可以触及内在的思想和情感。经由看得见摸得着的肉体，无形的、不可触及的思想和精神得以表达。

　　每时每刻，身体都是不断变化着的灵魂栩栩如生的画像，反映出灵魂的状态，刻画出灵魂所有的苦乐与悲喜。灵魂塑造着身体的轮廓，命运的刻刀将生活的所有经历都雕刻进了我们的肌肉和骨骼里。灵魂的模板在我们身上刻下印记，就像身体在需要时会做出生理反应，身体永远带着思想和情感的印记。

　　我们隐秘的灵魂既柔软又坚强，仿佛是一个难以捉摸的客人，在我们的身体里游荡，但它却是这个身体城堡隐形的主人，我们所做的一切都由它主宰；它强大而无情，在它的要求下，即使是身体里最坚硬的骨骼也不得不臣服，在它的压力下变得弯曲。因为当灵魂向压力屈服了，身体也一定会表现出这种屈服，腰会弯，背会驼，肩会耸。

认为身体仅仅只代表肉体，而与更深层面的思想和精神无关，就说明根本没有看到身体的真正意义和功能。身体的安详自在，反映的是内在灵魂的安详自在；身体的痛苦扭曲，反映的是内在灵魂的痛苦扭曲。如果工作压力太大，脊背就会弯曲，这种弯曲正是内在压力在身体形态上的反映。那如果我们感情生活的压力太大呢？我们的身体也会弯曲。如果我们脸上的表情可以反映出我们的焦虑或愤怒，那么身体的其他部分也一样会对情绪的变化做出反应。也许情绪在可塑性最强、最有表现力的面部表现得最充分，但情绪也同样会在身体最不灵活的部分，如骨骼听到回响。如同生活的苦痛会在我们的面庞上刻下纹路，手指和脚趾也同样会因愤怒和痛苦而蜷曲。

身体表层的皮肤是多种功能的通道，它的主要出入口为与呼吸、营养、排泄、生殖等功能有关的孔窍，皮肤上还有许多不那么显眼的毛孔，能量也通过它们一进一出。这些孔窍向内与一系列复杂的组织和骨骼相通，它们结构严密，功能各异，但又保持着高度的一致性。身体的各个部分，肺、膝盖、大脑、肝、肌肉等，除生病外，都在协同合作、目标一致地维持着整体正常运行。

在身体里看不见摸不着的神秘之处，藏着我们的脏腑。我们的皮肤搭起一道防护屏障，将五脏六腑深藏其中，在封闭的身体上仅留下几个生命必需的孔窍。尽管这道防护屏障看起来很脆弱，却足以抵挡一生中可能经受的打击和意外。

皮肤包裹和保护着我们，错综复杂的血管和神经灵活地塑造着自己，密密地覆盖在坚硬的肌肉和骨骼之上。面对宇宙输布给我们的生命能量时，皮肤将自身张开，通过毛孔、嘴巴和鼻子，将其吸收进来；面对外来的攻击时则紧紧关闭。它仿佛是某种灵敏的天线，能随时探测到周围宇宙生命的脉动。皮肤构成了我们对外的边界，面向无限广阔、遥不可及的未知世界；对内则守望着肉眼无法看到的、功能珍贵而独特的脏腑。

作为针灸师的奇妙之处在于，我们可以借助针灸针穿透表皮，深入人体错综复杂的能量网。针灸针浅浅刺入身体，向所有的细胞发出指令，促使它们采取必要的行动，共同抵御外来致病因素的入侵，同时排除内部的干扰。贯穿人体上下表里的能量通道——经络，在体内为我们绘制了一张详尽的地图，我们的生命能量在其中流动着，而通过一根小小的针灸针，我们就可以触及这种能量。正是在这里，宇宙能量挤压着我们身体柔软的屏障。经络中的能量，反映了身体内外的能量持续而创造性的相互冲突，也正是通过经络，我们得以调整这种冲突。

这种从我们身体进出的宇宙能量流可以用非常精确的术语来定义。不同的能量通道在我们的体内结成了一个错综复杂的能量网，能量沿着这些通道一直通达身体的远端。每条经络在身体的能量网里都有其具体的分工，这些纵横交错的经络将身体的表里联结起来，为身体的每一个细胞提供养分。这个能量网接收外来的能量，将宇宙中表现为空气和食物的形式的能量吸收转化为滋养身心的能量，再将产生的糟粕排出体外、返回宇宙。

不同的经络在身体深部的许多地方相互连接，将身体各个部位的所有细胞联结成一个整体。人体浅表的经络可以通过某种形式的摄影技术突显出来，对于经验丰富的治疗师而言，经络也可以用眼睛看到或用手感觉到。经络不仅滋养身体内部的脏腑，也滋养我们的灵魂。

对针灸师来说，体表的皮肤就是其工作的对象。我们无需深入人体，因为无论是外界的宇宙能量，还是内在滋养每一个细胞的能量，都会流向体表的穴位。因此，这两种能量的交汇之处，并不是我们曾经以为的更厚实的肉体，而是一张娇嫩而多孔的薄膜，通过这张薄膜，人体将宇宙能量吸入其中。

整个能量网就像一个中央供暖系统，器官是散热器，经络是管道，心脏是泵，为我们的身体和灵魂提供生命的养料。这些能量并不只是流经每个细胞（就像针灸挂图上显示的那样，经络仿佛穿过身体），而是构成了这些细胞。经络系统与中央供暖系统的不同之处也正在于此：供暖系统只是流经每个房间，通过管道散发热量让房间温暖起来；经络系统则不仅为身体提供能量，还构成了身体。流经肝脏的能量并不像游客那样只是经过，而是形成了肝脏。五行能量造就了我们。

在中医体系里，器官不仅仅是我们所了解的生理结构的器官，每个器官还有思想和精神上的特质。心脏通过搏动向全身输送血液，但心的功能不止于此，我们爱和喜悦的能力也与心直接相关。在中医体系里，肝不仅有净化血液、排除毒素的功能，肝还主怒，我们规划生活的能力也与肝有关。

五行能量在人体的各个器官有着最为集中的体现。当小小受精卵在子宫里一点点地长出四肢、手指、脚趾……五行也同时在这个日益复杂的网络里延伸。不同的能量形成了身体的不同部位——心的能量形成了心，胃的能量形成了胃，胆的能量形成了胆，肝的能量形成了肝。这些不同的能量并非一直停留在他们所属的器官里，而是循经络在整个身体里运行。心的能量通过心经在身体里运行，就像心脏泵出的血液循血管在全身运行一样；脾的能量循脾经运行，以完成脾的功能。

因此，人体的形成，便如同一种奇迹般的能量爆炸的结果：从一个单细胞开始，不断往外扩张，直至充分发展，成为结构复杂的人体。细胞在聚集和繁殖时，都将自身置于一个复杂的组织系统之中，在这个系统中，每个单独的部分都承担着特定的功能，从而既维护了整体的完整性，又确保了它的适当发展。因此，每个器官都发展出了自身的功能，而所有部位，如肌肉和神经，都承担着特定的职责。如果没有如此细致的内在分工，就无法发展出成熟人类的复杂特征，赋予我们先进的思想和深沉的感情。

受精卵中的遗传物质，决定了我们最终的模样，正如一颗种子心中也有一幅未来的蓝图，决定它会长成一棵怎样的大树。形成细胞的遗传能量为细胞提供动力，让它们以特定的方式分裂和聚集，让心脏、手和大脑等部位得以相继出现。在心脏、手和大脑内，蕴藏着形成它们的能量。这些能量在人体之网中紧密联结，在体内优美而协调地循环流动着，使生命得以持续。

经络图和达·芬奇的素描都只能展示人的身体，却无法描绘赋予我们生命和灵魂的部分。五行能量不仅形成了身体，也同样滋养着我们的灵魂，灵魂会受到身体的影响；反过来，灵魂也将影响身体的健康。在中医中，生理层面的身体被分为不同的脏腑，不同的脏腑具有不同的功能，并将一些更显神秘的部分，比如神、意、志等也与脏腑联系起来。中医理论认为，不能脱离它们而只讨论脏腑的生理结构。情感并非像藤蔓附着于石头上那样，只是附着于五行之上，而是五行最深层本质的自然表达。当我们说自己心碎了时，我们指的当然不是那颗生理层面的心，而是那颗灵魂之心，我们隐隐知道二者的区别，但往往没有意识到这句话背后的真正含义。

在西医中，我们无法将灵魂之心的痛苦与心脏联系起来。在中医中，心的能量通道，即心经的浅部循行起于腋窝，沿着手臂内侧一直到小指，其深部循行不仅与生理层面的心脏相连，也与精神层面的心相连，这一部分的"心"是 X 线所不能探测到的，但当我们谈论心中的喜悦或痛苦时，都会默认它的存在。经络系统中的能量循行将灵魂与身体紧密结合在一起。因此，当我们要去面试却遇到交通堵塞时，被激起的愤怒会向肝经发送痛苦的信号，因而影响到大脚趾、脚踝和胫骨。它还会使我们瞪大双眼，手拍打方向盘，脚用力踩在踏板上，牙关咬得紧紧的。

我们可以用不同的方法去影响这些身体和灵魂的痛苦迹象。我们可以通过学习冥想来平息沮丧，可以在交通堵塞时念诵咒语。我们还可以听舒缓的音乐来放松神经（这里既包括引起我们牙关咬紧的生理性神经，也包括让我们感到痛苦的情感神经）。如果意识到外界带给我们的挫败感过于强烈，我们亦可求助他人，寻求针灸师的帮助，以免我们在路上爆发，或对伴侣大吼大叫。

▼ 自然的疗愈力

起初，这种全新的疗愈方式对我而言是完全陌生的领域，后来才逐渐加深了对它的了解。我从小熟悉的是西医这种更重视身体的医学，身体如此安心地在我眼前，为我的存在提供了实实在在的证据。而当我接触针灸之后，身体变成了一团闪闪发光的能量，里面安放着我最深刻、最让人敬畏的部分——灵魂，且身体会对灵魂所施加的最轻微的压力做出反应。身体与精神的病痛逐渐融合，二者之间熟悉的区别如今已变得模糊。针灸针显然触碰到了我的身体，但我发现，它也同样触及灵魂，并能使灵魂恢复健康，正如它能使身体恢复健康一样。

灵魂在我们身体的运行中究竟扮演着什么角色，是针灸非常关注的问题。而西医则相反，它在很大程度上忽视了二者之间关系的本质，也对灵魂与身体健康或疾病之间的相关性视而不见，这或许是因为它会引发许多令人不安的问题。在西方，当精神出现失衡时，人们总是不以为然地说，这会引起一系列广泛而模糊的疾病，统称为压力引发的心身疾病，或者更简单地称为精神疾病。目前主流的西医对这一问题的认识可能就到此为止了。针灸认为灵魂与身体之间关系密切，这一理念在西医严密的身体框架内显得格格不入。

对我而言，针灸看待身体与灵魂的方式有着更为重大的意义，而西医却将身体严格限制于生理角色，几乎完全专注于可测量的物质，从而忽略了任何超出其参数范围的东西。我们当然可以选择将注意力集中在事物的外部，被外表所吸引，但我们也可能因此而止步于身体的门前，拒绝越过皮肤和骨骼的大门。而要探索那扇大门里的一切，需要我们用到自己更深更隐蔽的部分。我们可以固执地认为，那把开启生命奥秘的钥匙包含在物质世界中。然后，身体就会变成一个陷阱，用它的坚固和表面上的真实性欺骗我们，使我们认为它掌握着所有关于人类健康的答案，只是目前的测量方法不足、无法满足我们的期待而已。

但物理的方法能掌握的，只有物质。在我们内在非物质的事物面前，现阶段的科学最好保持沉默，因为仪器仅能测量可测量的物质，其在本质上并不能把握不可测量的事物。灵魂有别于有形之身体，我们只能测量它的影响，却无法测量灵魂本身。我们能测量心跳，但我们能测量是什么让这颗心产生爱吗？我们可以测量我们的身体，比如那些我们活着的时候能被机器扫描到的部分，以及死后躺在实验室工作台上被解剖的部分，但作为人，我们并不只是这些身体部分的总和，而这"多"出来的部分，是无法被测量的。这部分就是生命的精神，它存在时，我们是一个活生生的人，而它离去时，则成了一具尸体。

这种理解使针灸治疗超越了生理医学的范畴，进入了心理治疗和精神咨询的领域。针灸与西医有关的是各个有形器官的概念，而与现代心理治疗有关的是它对人之不同情感特征的理解。与二者不同的是，针灸对体内的灵魂有着清晰的认识，且认为可以通过身体触及灵魂。针灸是用一种治疗方式来同时治疗两者。事实上，只治疗其中一个层面而不治疗另一个层面，都是不对的。

在针灸中，身体健康不能与心理或精神健康区别对待。与之不同的是，西医会去区分哪些是科学方法可以分析的，而哪些不能（比如精神压力或心理上的不安）。在针灸中，诊断和治疗的每一步都将身心之间的紧密联结融入其中。针灸认为，对健康起决定作用的，正是这些关系密切的各个层面之间的微妙平衡。

诊断时，无论是起源于身体的疾病（如背痛、头痛），还是看上去源自内在深处的疾病（如心痛、抑郁、悲伤或迷茫），针灸师都是一视同仁。因为所有的层面相互交织构成个体，都是对五行平衡或失衡状态的展现。事实上，层面越深，便越重要，且越需要我们的关注，因此，越深的疾病，越需要治疗师给予更多关注。

对于许多前来接受针灸治疗的人来说，这通常是一个不熟悉的领域，因为针灸显然是一种物理治疗形式，使用有形的针穿透身体表面，似乎只能治疗身体。对于那些不懂针灸的人来说，很难理解为何将有形的针刺入身体，却可以缓解病人的抑郁或情绪压力。但古代中国人理解这些并不困难，他们认为"道"象征着包含一切的整体，包括人类在内的万事万物都是道的彰显。因此，每个人都是一个身体和灵魂相互融合的潜在整体，治疗时，也应当将身体与灵魂作为整体一同治疗。针灸针刺入身体时，会影响到灵魂，正如灵魂的痛苦也会影响到身体。

当然，身体的健康和心理、精神的健康存在区别，但这些不同层面的健康有着紧密关联。不能只治疗其中一个层面，将我们的灵魂送去教堂，身体送去医院。身体去医院时，灵魂亦陪同前往，正如灵魂去往精神休憩的场所时，身体怎能缺席。如果我们忽略了这一事实，患者势必承受太多不必要的痛苦。

一旦像人类现在这样，具有操控生活中某些自然条件的能力，我们就在一定程度上摆脱了生理上的局限。我们知道自己能在某种程度上控制自然，几乎能成为她的主人，但我们为此付出了巨大的代价。我们牺牲了与自然力量和谐相处这样一种确定的生活方式，进入了一个不确定的世界——在我们出生的这个自然和谐的世界面前，我们塑造环境的能力显得多么违和。

一旦像西方那样疏远周围的环境，除了把大自然看作某种我们必须学会对抗以自保的危险力量之外，我们很难树立其他看待大自然的方式。于是，我们仿佛生活在一个战场，在那里，人类一生都在与大自然斗争。毕竟，这就是西方医学界对疾病的看法。但事实不是恰恰相反吗？如果宇宙是一个密不可分的整体，那么自然和人类难道不也是一个整体吗？在西方的思维里，人与自然之间存在着巨大的鸿沟，这在针灸中是并不存在的，因为中国古人知道，只有人对抗自然时，自然才会与人类为敌。是我们树立了这种敌对的模式。自然需要我们的敬畏，我们却凌驾于这种需求之上。在针灸看来，大自然知道自己在做什么，且从来都知道，因此我们需要将自然看作一种向善的力量，毫无疑问，针灸是接受这一点的，且将其视为治疗的核心。

事实上，这就是大自然将我们拉向健康和平衡的疗愈之力，它需要用很大的力量才能阻止我们向疾病和失衡的方向倾斜。我们一生中最自然的倾向原本是在健康状态下平稳行走，只有不断的敲打和持续的压力才能使这种状态发生倾斜，而如今人类的生活，已如此偏离了与周围环境和谐相处的状态，为失衡的潜入提供了太多机会。

包括针灸在内的各类传统医学，都将治疗建立在相信患者自愈能力的基础上。在针灸中，针灸针不是像皮下注射那样把异物注射到身体里，而是激发患者自身的疗愈机制。与西医相比，针灸师的针在操作上非常轻巧，且侵入性很小，是一种非常适宜的工具，可以对身体内的能量流动进行细微的调整，这种轻微而非剧烈的扰动才是身体可以承受的。针灸针从来不是去强加，而只是尽量顺应自然之道。当我们运用某些针灸技巧去干预人体时，它只是让那些被失衡所阻碍的能量再次在通道中顺畅流动起来，正如大自然所安排的那样。

▼ 五行的运作

正如我们所看到的，中国哲学发展出了自己的术语来描述宇宙中的万事万物在时空中永不停歇、起起落落的运动。中国哲学将这一循环运动的五个不同阶段称为五行。对每个人而言，五行就是生命本身，这五种能量汇聚在我们身上，造就了我们。

在五行针灸中，我们用五行的符号性语言来表达一切。当我们想抓住那些无法抓住的东西、描述那些无法描述的东西时，可以借用符号的方式。它们是一种方便而必要的缩写，是在用一种简单的方式指代"无限"。在说话和阅读这样的日常交流中，我们会用到五行，在针灸中，我们也会用五行来描述那些赋予我们生命的能量。五行的符号可以说明一切事物发展变化的过程。五行是一种微妙的语言，它如此深刻，既可以描述细微的差别，亦可以阐述鲜明的对比，而且，就像所有的深刻真理一样，它如此简单——它提供了一个象征性的框架，包含了所有生命在其无穷变化过程中的基本动态。

现在我们需要把这些抽象的哲学概念转化成一种可以从日常生活中理解的语言，我们可以以时差为例来说明五行在周期方面对我们的影响。用针灸的术语来说，很明显，如果我们打破身体的自然节奏，跨越到另一个时间、季节和地方，我们就会感到不适。我们认识到，这是因为这种变化对我们内部的五行及其脏腑造成了一定的压力，因为五行连接着身体内外的世界，充当着我们与天地之间的信使。

由于我们的脏腑会对来自不同季节和时间的刺激做出反应，航空旅行中，它们常被弄得非常迷惑，因而发出不适的信号，我们将这种不愉快的影响称为时差。当我们从一个时区跨越到另一个时区，我们实际上超越了太阳的节奏。当我们的身体渴望黄昏时，旅程带给我们黎明；当我们已经习惯了炎热的夏天时，旅程却将我们带到冬天。而且，我们还来不及适应时间、季节或气候的差异，就会因返航而打破了好不容易建立起来的新的平衡。仅此一点，便能明白为何现代人经常生病，也难怪倒时差的政客们总是做出让人匪夷所思的判断。

这里我们可以看到，滋养我们的能量会受周围自然环境的影响。对于相信"万物一体"的中国人来说，这是不证自明的必然结果。他们知道，将大自然带至春天的木能量同时也滋养着我们的身体，并在我们体内创造并维持着肝胆这两个脏腑。这两个脏腑还控制着特定的功能，即韧带和肌腱的运动，以及我们一部分的情感能量，即推动事物向前的愿望。由此，我们将木这一行与肝胆的功能及属于"怒"之范畴的强有力的情感表达联系在一起。

同样地，我们将在后面的章节更详细地看到，火代表夏季，土代表收获的季节（长夏），金代表秋季，水代表冬季。每一行都提供能量来创造身体的特定器官，在我们体内履行着特定功能。就像不同的季节在大自然中那样，每一行都依次履行着它应有的职责，再将工作传递给下一行。在健康的情况下，这样的能量传递在体内的循环中平稳进行着。而在疾病的状态下，这一循环会受到干扰，因为其中一行受到削弱，无法很好地履行其职责。

当我们从一个时区、季节或气候过渡到另一个时，我们体内的一行或所有行将被迫放弃或加速它本来在做的事情。我们在一天之内从春天转换到夏天，木的肝和胆本来正在愉快地为我们送来春天，却突然被迫停止了这一切，把它交给了代表夏天的火，毫无准备之下，火的脏腑心和小肠被召唤出来开始工作，把夏日的温暖传送给我们。我们的内在如此混乱，外界的大自然和我们的器官之间传递着如此杂乱的信息，难怪我们在长途飞行后常会感到疲惫，并产生一种和周围环境的疏离感。

我们以这种方式受到季节性波动的影响，这一观点在西方较为新颖，直到最近才在医学教科书中以"季节性情绪失调"的名称被简要提及。西方之所以缺乏对每个人如何受到外界影响的理解，部分原因可以归结为：西方对生物与其赖以生存的环境之间的联系缺乏认识。如果我们能更深刻地了解人类与外部更广阔的天地之间的联系，是否就会在每家医院都建造最具疗愈潜质的景观，比如虫鸣鸟叫、水流潺潺的美丽花园？是否我们就会给予患者灿烂的笑容和慈爱的面庞，以滋养他们内心深处的灵魂？

在西方，我们似乎把注意力集中在对抗诸如污染和食物中毒等外来的有害影响上。在这里，自然变成了一种制造疾病的敌对力量。而人类与自然之间那种健康的、有利于生命的、相互依存的关系，对西方人来说却是陌生的，只有当我们目睹忽视这种关系所带来的后果（全球变暖、环境污染）时，才开始意识到，在人与自然的天平上，一旦有一方受到损害，另一方也必然受到影响，而一方的健康也必然惠及另一方。

在中医的理念中，人根植于自然，受自然滋养，与自然合一。滋养大自然的能量，既能使繁花盛开、鸟儿歌唱，也在我们体内流淌，使我们的心灵歌唱、身体成长。即使过了这么多年，我仍然感到神奇的是，我们竟可以通过一根小小银针去触及这些能量——只需将针刺入经络上的某个穴位之中便可以做到这一点。如果我们在正确的时间、为了正确的目的而选择了正确的穴位，进针的操作带给穴位的脉冲便能给予我们某种微小的推动，让患者离疾病远一点，离健康更近一些。这便是为何我们能重新调整病人的能量以减轻航空旅行造成的内在紊乱。

自然和人类在持续不断地相互作用着，无论是一天还是四季，大自然的五行循环之时，也在滋养着我们体内的五行能量，古代中国人将它视为必不可少的生命之源，与呼吸和饮食一样，对我们的生存至关重要。我们与自然的紧密联系，象征着宇宙能量的漩涡之中，一个新的自我诞生和萌芽了，身心的每一个细胞，都在回应着外界自然能量的潮汐和波动。

因此，当我们在人身上去观察每一行的能量时，要将整体观铭记于心。每个人虽然都有独属于自己的那片天，但始终无法脱离大自然的怀抱，就像一棵树，需要深深扎根于土地。或许是因为已经习惯看到人和动物四处奔走，我们可能会忘记，人类在这一点上与树并无分别，每个细胞都与周围环境联系紧密。也许只有针灸师或其他基于能量运动的学科的治疗师才能更清晰地看到这一点，因为人与自然的联系正是他们治疗的基础。

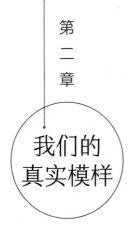

第
二
章

我们的
真实模样

　　宇宙能量在时空的某一个节点上凝聚，形成了一种微小的生命单位——人，赋予我们足够的能量度过我们的一生。当我们走完生命的旅程，完成了宇宙创造我们的目的，我们就在死亡的解体中抛弃了自己的身份，再次与万物融为一体。生命是一个无限更新的过程，一个从生到死、再到重生的发展过程。

　　在我们被创造出来的那一刻，宇宙的伟大生命气息在我们身上留下了独特的印记。每个人的能量都流铸成了独特的形状。在这个地球上，过去没有、现在没有、将来也不会有和我一模一样的人。我是唯一，我们都是，这让我感到既孤独又自豪，我肩负着独特的责任。不管我是否喜欢，都无法逃避这样一个事实——我是独一无二的，因此，值得被待以无限的关爱和同情。

我应给予自己最深的敬意。我的出现，虽然在永恒面前如此微不足道，但如果像我这样的人永远不会再出现，那么我必须让我的生命尽量充实，并尽可能地忠于自己。我必须学会尊重自己独特的模样，因为这是我唯一的样子，扭曲或隐藏它，都是对我的内在核心——那个最为独特的自我的否定。我应该做的，就是善待我自己。

生活的细节勾勒并填充着每个人的独特轮廓。它的形状是动态的，随着生活施加的压力塑造着自己，当它去承受这些压力或被这些压力压垮时，它会变大或缩小、膨胀或塌陷。它与外部世界处于永恒的矛盾冲突之中，不停地在外界对它的要求和自身的合理需求之间做着平衡，这种矛盾冲突既可以是创造性的，也可以是消极的；既能让我们成长，也会导致我们退步。如果生活施加的压力太大，而我们却无力抵抗，我们就会在重压下变形，与生俱来的美好形态将逐渐扭曲，因为它没有学会小心保护好自己的轮廓。

我们的真实形态是生命赋予我们的礼物，可以被扭曲、掩盖或否认，但只有死亡能将它摧毁。它通过体内流动的能量让我们感受到它的存在，这些能量让我们的头脑能思考，身体能移动，灵魂能感知。中国人发现，这些能量定义和描绘了我们的身体形态。就像汁液流过树枝那样，它们为我们的身体带来生命，也像汁液离开树枝一样，当它们停止流动时，就会带来死亡。这些塑造生命的能量按照五行的节奏不断在我们身上循环，五位"女神"轮流为我们献上最特别的礼物。

我们的身体，是能量流动的物理容器，但它不仅是安身之处，还安放着我们的思想和激情。它所庇护的，不仅包括我们的身体能量，还包括那些让思想焕发生命的更深刻的能量，以及那些使我们的灵魂充满活力的最为深刻的能量。凡能触及身体的，亦能触及灵魂。凡使身体愉悦的，亦能使灵魂愉悦。凡是伤害身体的，亦会伤及灵魂。我们被赋予身体这个粗糙、原始、故障频出的容器，来庇护这个精致、纯洁、温柔的灵魂，于是，身体和灵魂，以及那股让身体紧贴地面、让灵魂向上升腾的力量之间，开始了终生的伟大斗争。这是一场没有胜者的斗争。我们的身体永远摆脱不了生养它的土地，灵魂则永远无法逃离身体的束缚，除非死亡来临。

那么，我们如何才能知道自己真实的模样，如何学会保护自己的轮廓呢？这通常是一个循序渐进的过程。我们被赋予了自己的轮廓，其深处闪耀着钻石般的光芒，那便是我们独特而珍贵的灵魂。但这个轮廓很容易被世事所扭曲。如果我们和缺乏智慧的父母一起生活在一个缺乏智慧的世界里，那么成长中的孩子就可能得不到应有的培养、爱护、支持和照顾。但我们不能为此而责怪他们。如果他们也经历过被忽视的痛苦，那他们中的大多数人又怎会知道应给予孩子的灵魂和身体什么样的帮助和庇护呢？随着岁月的流逝，我们第一个细胞的完美圆圈里的小小灵魂就会成长得凹凸不平，待到成年时，它的轮廓就会变得如锯齿般参差不齐。那些残酷而粗糙的棱角不仅扭曲了我们，也将手伸向了这个世界和周围的人们，让我们和身边的人变得更加扭曲。

与外部世界富有成效的相互影响是有必要的。通过学着形成自身对外界压力的反应，我们逐渐认识到自己是谁，从我们出生后的养育者手中逐渐接管这一角色。有些人从未完全接受过这个角色，拒绝为自己承担责任；有些人则急于摆脱这种保护，认为它教不了我们任何东西，在我们准备好之前便切断了与它的联系。无论是哪种情况，都会阻碍我们逐渐成长为真正成熟的人。过去会拉扯和拖拽着我们，甚至将我们吞没。

完全成熟时，我们应有着圆满的轮廓，与人互动时，既不扭曲他人，也不扭曲自身，我们的轮廓在生活的创造性互动中打磨得如此圆润，而不会到处都是锯齿般的刺。如此光滑的圆形轮廓最终会变得非常强大，当那些处于不成熟和痛苦之中的人带着浑身的刺来接近我们时，它将足以承受所有的残酷攻击。这样的画面最令人振奋的事情之一是，当我们的轮廓变得越来越光滑，那些接近我们的人身上锋利而伤人的刺也会少上一些。失衡时，我们有能力伤害彼此；平衡时，我们也有能力完善彼此。

因为通过拒绝他人对我们的扭曲，我们可以划定并加固自己的边界，也帮助他人发现自己的边界。

上天为每个人分配了特定的形状，每个人都有自身的空间来实现自己的生活。它将我们包围其中，我们永远无法逃离。我们对外部世界的看法皆来自这个空间。我们必须小心守护这个珍贵的地方，不被人侵占。没有我们的允许，任何人都无权进入，同样，我们也需要尊重他人的空间。进入任何神圣之地时，我们都需要带着敬畏和肃穆，而每个如此神圣的灵魂，更需要我们带着信任守护一生。那赋予我们生命的宝贵能量，正是我们真实形态的守护者。针灸所认识到的能量通道在我们体内不断循环，不断给予我们力量去稳固自己的边界，从而纠正生活对我们的扭曲。正如汁液的饱满度会决定树叶的形状，我们体内流动的能量的充盛度也能为我们塑形。

如果能量循环开始变弱，则非但无法对我们起到协助作用，反会产生阻碍。这时的我们仿佛在逆流而上。那个真实的自我将变得越来越不真实，出现各种自我否定。自我否定是非常危险的，我们仿佛把自己塞进了一件紧身衣，而不是那个应该成为的美丽圆圈。越是拒绝看到自己的本来面目，越会让我们远离生活的圆满，过着似是而非的生活，生活在阴影之中，而如果自我否定变得过于强烈，就会逐渐否定生命本身。

当生活的压力大到我们无法承受时，说明能量丧失了一部分对我们的支持能力，能量循环减弱了。当能量对我们的支持作用减弱时，我们的身体和灵魂也随之变弱，各种疾病也随之而来。疾病是出现在身体层面还是灵魂层面并不重要，因为身体的疾病最终会影响到灵魂，而灵魂的疾病又必然波及身体。能量的循环是一个整体，将身体与灵魂、灵魂与身体结合在一起。

如果玫瑰花蕾将自己伪装成橡树的果实，麻雀伪装成老鹰，而我们也将自己伪装成另一番模样，我们将竭尽全力让自己的伪装不被揭穿，因为它已深深植根于我们的生活之中。要揭下这层伪装，必然会导致深刻的且常常并不让人舒服的变化。除此之外，并不存在其他结果。如果我们一直过着橡树般的生活，那么我们或许很难接受优雅、诗意的玫瑰丛才是我们的真正归宿。然而，当我们朝着自己真实的样子成长，就必须做好彻底改变的准备。若不如此，我们会发现那层橡果的伪装在身上发出各种不安的信号，因为那个与生俱来的自然形状会向它施加越来越大的压力，要求我们允许它成为自己。

如果我们塑造生活时是根据他人的需求而非自己的，这一冲突会在我们内心清晰地显现出来。我们如此专注于保住那副面具，却没注意到它忠实的影子——那个真正的自我，已经趁此机会悄悄溜走，并在我们背后发出痛苦的信号。仿佛一只手为我们戴上面具，另一只手却想将它揭下。我们看上去想隐藏自己的焦虑和痛苦，却又将它们暴露在所做的一切之中。

当我们沿着生命的河流顺流而行，便不畏惧白日的光，能大方宣称"这就是我"。但如果我们隐藏自己的真实面目，它就会悄悄引起我们的注意。不安的阴影掠过我们的脸庞，隐藏在我们的声音里，隐藏在我们的情绪里，无声而痛苦地呼喊着。训练有素的针灸师能听到这些声音并追踪其来源。这种呼喊往往微弱而遥远，被我们的各种防御隐藏了起来，但时间、耐心和技巧能让我们逐渐找到其来源。针灸师如同译者，使用五行的字典来解读病人表达痛苦的语言。

但在一生中，这些呼喊也有可能被我们忽视。笼罩在身上的消极阴影会逐渐变得如此厚重而难以穿透，将我们隐藏其中。我们迷失了自我，再也找不到它。在这样的浓雾中，我们将永远无法踏上自我发现的快乐旅程。我们生来就该说的那句胜利宣言"我就是我"，被扼杀在了我们的嘴唇之上。我们至死都不知道自己是谁。我们剥夺了灵魂自我肯定的荣耀时刻。

▼ 护持一行

现在让我们开始用针灸的语言，解读每个人在努力维护做自己的权利时所面临的挑战。

由于缺乏足够多的维度，第一章的达·芬奇素描和经络图都不能说明它们所描绘的人如何在时空中发展。为了推动我们从出生迈向死亡，从此处走向彼处，我们需要将轮子变成更加适合的螺旋。生命的每一个轮回，时间的每一个瞬间，当到了下一个轮回、下一个瞬间时，便已到了一个略微不同的层面，就像树干中的年轮那样，一层又一层地叠加着。事物永远不会一成不变。每一个春天都是一个新的春天，与以往的任何一个都不同，树上的芽发得更高了，或者变得有些枯萎，或者更有生机。时间也在我们的内在不断作用着，每时每刻都在发生着变化，每个生命阶段都给了我们改变和发展的潜力。

达·芬奇素描或经络图永远固定在循环的某个时刻，生活却并非如此，它是一个不断变化和发展的动态过程，因为对于象征着时光之轮的五行而言，每一行都为前一行增添了略微不同的焦点。我们都知道，每个人都是独一无二的个体，这也是素描或经络图无法展现的。它们对人的描述，用的是最普遍，因此也是最不具个人色彩的术语，只能勾勒出一个粗浅而空泛的轮廓，这样的象征性描述，将无法刻画出那些鲜活生动的个性特征，就像城镇居民丰富多彩的生活，是无法用一张地图来展示的。这些二维的、静态的阐述，旨在概括人类的所有特征，但它们所不能展示的是：到底是什么为我们注入生命，充盈着我们，让我们成为自己，从内在点亮每一个人——正是那团小小的火花，它穿透宇宙的黑暗，成为一个独立的生命。也正是这团健康时明亮燃烧、疾病时或闪烁或暗淡的火焰点亮了这本书。作为针灸师，我的任务就是帮助我的每一位病人，让那团火焰在他们身上稳定而真实地燃烧。

就像水在吸水纸上扩散开来那样，我们也努力想融入他人，但无论这能给我们带来多大的安全感，在内心深处，每个灵魂都有自己的需求、思想、欲望和信仰，每个人也都有自己的自我发展之路。正是这种独特性，召唤着我们从同伴中分离出来，进入自我表达的光芒之中，而这对很多人来说常常是可怕的。每个人一出生就进入了孤独的人生轨道，犹如一出生就穿上了一套为我们特别定制的服装。

我们所拥有的共同属性，使我们归属于同一种群。即使有共同的源头，进一步分析时仍能发现每个人令人敬畏的独特性。宇宙的力量使能量注入我们，从而创造了每一个人，这种能量在每个人体内转化成了独一无二的东西，一滴血或一根头发就能将我们与任何存在于曾经、现在或将来的人区别开来。因此，可以说，每个人都是"道"微小而独特的显现，由阴阳和五行所化生。

对于中国古人来说，阴阳和五行创造了万物，也必然创造了个体特征，使我们在很多方面不同于他人，尽管我们有着无数的共同特征。智慧的中国古人创立了一套全面的个人特征体系，认为人类虽有许多共性，每个人也有自身独特的个性，并为人类的多样性提供了令人满意的解释。他们将其翻译成五行的语言，将个性视为五行在我们身上的独特表达。

五行能量流经万物，创造万物，且用独特的方式流经每一个人，根据独特的模板塑造我们的身体和灵魂，在我们身上留下五行独特的印记，如同每个人独一无二的遗传基因。关于这个印记的性质有很多讨论，有人说这是生活经历留下的印记；其他人则和我一样，认为它就像基因结构一样，存在于我们的第一个细胞之中，且一生保持不变。正是这个独特的印记造就了独一无二的我们。

五行能量在我们体内以自身规律运行，它们之间的相互关系决定了我们是谁。如同画家调色时，无法每次都调出完全相同的颜色，构成我们个性色彩的五行组合方式也不可能重复。五行将护佑之手放在每个人身上，并挑出其中一行成为我们的特殊护持：守护我们，保护我们，为我们赋予有别于他人的个性。每个人都与这一行有着特殊关联。我将这一行称为"护持一行"。

我们的一切言行，都是护持一行的忠实展现。护持一行为我们打上了独特烙印，我们的脸上、身体上、情感中都带着它独特的印记，就像眼睛的颜色和骨骼的大小那样无法改变，它的馈赠造就了我们。这一行的影响如此深远，它在我们身上的痕迹无处不在，且眼可视、手可摸、耳可闻、鼻可嗅。它使我们脸上透着特殊颜色（勿与种族颜色混淆），讲话有特殊的声音，身体散发出特殊的气味。

比如我的声音，并不是一种脱离身体而单独存在的声响，而是来自我内心深处，表达我是谁，我怎样，我每时每刻的感觉。它是我内在五行相互作用的独特产物。由于每个人的声纹都是唯一的，我能打开的声控门，其他人的声音就无法开启。同样，我身上的气味和颜色也为我所独有，不可能被复制。因此，如能得到正确解读，这些独特信息都能为诊断提供依据。

护持一行也为生命赋予了一种特定的情感取向，为我们所做的一切披上了一层特定的情感色彩。这种情感滤镜会影响我们看待事物的方式、对事物的反应以及如何行动。它还会影响我们如何用语言和行动去表达自己，以及如何去感知事物。某个让我们感到安心的人，其他人却会觉得不安；有些人喜欢与人靠得近一些，有些人则不喜欢身体接触，需要在身边留有空间；有些人行动迅速，有些人动作缓慢；有些人非常健谈，有些人则沉默寡言。

我们都带着护持一行的特殊恩赐来到这个世界，但潜在的问题是，我们能否明智地利用它，是从其阴暗一面还是光明一面？每一行都有其阴暗面，靡菲斯特*在身后步步紧随。这一积极、富有创造力的力量，亦可化为消极和具有毁灭性的力量。正如凡事皆有两面性，五行中的任何一行既能让我们保持健康，也能

＊ 译者注：靡菲斯特（Mephispheles），德国诗人歌德所著诗剧《浮士德》中魔鬼的化身。

让我们走向疾病。既能引领我们前进，也能使我们止步不前。

因此，每个人的独特性，可被视为以略微不同的角度反映现实。它所倾斜的角度，即它独特的突出点，是以一行为主导的五行在我们体内达到一种特殊平衡的结果。主导一行是生命之轮的核心，其他四行围绕着它运转。它与其他四行的关系为一荣俱荣，一损俱损。它是每个人生命的中心，其健康与否决定着我们的内在能否保持平衡。它还构成一个人个性的核心。那些经过训练、能发现我们身上的五行印记的人，会发现原来每个人都是五行活生生的展现。

生活中，当压力作用于五行时，我们的回应并非出于偶然。护持一行的特质，决定着人生活的方方面面，也决定着我们面对困难时的反应。它影响我们如何生病，如何坠入爱河，会选择怎样的工作，如何走路，如何讲话，觉得什么有趣、什么难过。个人生活中的方方面面都指向五行这个完整循环中的某一行。

在西方，最接近于这种把人按照一定的特质分类的方法，乃将人按不同体质分类的"四体液说*"。这一古老的医学概念，早已被尘封在医学图书馆的书架上，但它与护持一行的概念颇为

---

* 译者注：四体液说（humorism）是古希腊名医、西方"医学之父"希波克拉底提出的人的体质学说。他认为，人体中有四种性质不同的来自不同器官的液体：黏液、黄胆汁、黑胆汁和血液。这四种体液不同比例的结合构成人的不同体质。

接近。这类医学体系，尤其在东方，比如印度和日本医学，都基于一个共同的认识——人造就了自身疾病，从某种程度上可以说，我们是什么样的人便会得什么样的病，我们的体质决定了哪些方面容易失调。

五行让每个人肩负自身责任，只有顺应护持一行的需求，才能拥有平衡的人生。当我们顺应其需要，才能找到那个通往充实之人生的方向。很多病人会跟我说"我比以往任何时候都更像我自己"，或者"我明白自己是谁了"。当我们与五行的需求背道而驰，就会迷失方向，仿佛被灌木丛挡住了去路。五行将从守护天使变成复仇恶魔，以疾病和痛苦来折磨我们。从这个意义上说，我们是不自由的，就像我们无法选择出生的时间，选择父母，选择生于富贵还是贫穷的家庭，选择高矮，选择直发或卷发。

如何看待个体命运很大程度上取决于我们对生命的看法。我不能接受的观点是：人的生命只是所有遗传特征的总和，完全由父母的缺陷和不足所决定，没有任何闪光的个性，没有任何独特的东西。在我看来，这个小小灵魂，一尘不染地诞生于母亲的子宫，带着自身独有的特征来到这个世界，在身体上表现为它独特的基因印记。如用五行的语言来表达，那个印记对应的是五行中某一行的独特印记。

没有哪个物种能像人类那样，被赋予了如此丰富多彩的个性特征。因此，这种潜在的多样性可以说是无限的，就像在这个地球上降生的人一样数不胜数。关于人类为何会发展出如此高的个性化特征，每个人都需要找到自己的解释。我喜欢认为，在进化的某个时刻，人类内部向更高层次的多样化发展的动力变得如此高于一切，以至于不再能够在每个人身上包含人类的所有特征。人类的复杂性似乎给每个个体带来了巨大的负担，由于没有足够能力吸收人类发展出来的巨大力量，于是，我们突破了人类条件下每个人所能包容的极限，由整体分散成了众多的碎片。

因此，我们获得成就的潜力似乎集中在了整体的某一个部分之上，犹如聚光灯集中照射在了人类舞台的某一个区域。人类的具体特征似乎受到了某种打磨，让每个人不仅代表一个物种，还代表着自身这个独一无二的个体，实际上，每个人都是一个单独的物种，个性如此鲜明，以至于商人和诗人虽都有人类的身体，却如同蝴蝶和袋鼠一样有着巨大的区别。

每个人都有自己的生活哲学。于是，有人把高度多样化的人类看作是基因随机组合、人类特征的万花筒随意晃动的结果。也有人将其看作是宇宙意识为人类设定的微小目标，它将崇高的意义赋予每个人，使我们拥有如此微妙却又清晰的独特性，让我们无论生活得是好是坏，都有潜力为人类的事业贡献个人的力量。我相信，每个人的生命都被赋予了这样一个目标，这一信念乃本书的基础。五行针灸的治疗也隐含在了其中，因为它的治疗所针对的，正是它所认为导致所有失衡的原因，即护持一行无法保持足够的力量和注意力，让我们实现这一行所表达的生命的独特目标。

▼　人为何会失衡

如若我们像中国古代先贤那样顺应自然规律，失衡和紊乱又怎会发生呢？ 无论是达·芬奇的素描还是经络图，都看不到任何不和谐的迹象，身体之轮似乎可以在完美的对称之下，向着永恒无止境地转动。 在这样一幅和谐的画面中，人类似乎如此满足，但现实却是，疾病与不幸频频发生在生活中。 是什么原因导致这些失衡发生呢？

关于这一点有很多种可能的解释，其中之一与人类的独特性有关。 在这个上帝创造的地球上，我们是最复杂的生物，进化赋予了我们多种多样的特征，使我们区别于其他物种，但对于这些复杂的结构和功能来说，要维持它们的平衡绝非易事。 因此，这种复杂性也必将带来各种各样的后果，这是其他生物无需面对的困扰。

如果将身体看作一种精密的机制，不同能量在其中不断地相互平衡以维持生命，很明显，随着它的高度进化和它所承受的压力的增加，这种机制出现故障的可能性也会增加。我们错综复杂的大脑，深刻的情感生活，高度进化的身体，这些高度复杂的人类特征都被整齐包装在一个不大不小的身体空间内，要让这样一个复杂的机制一直发挥它应有的作用，这样的构造并没有让一切变得更加容易。人类的身体和灵魂之间本身就需要进行无止境的细微调整，再加上它们还各自承担着广泛的功能，就更需要对它们复杂的机制进行不断修复，所有这一切都使得出现问题的可能性大大增加。这些巨大的力量本就为我们施加了重压，再加上人类对成就和满足永无止境的需求，便共同为人类制造了特殊的困境。

生理需求与环境的满足能力之间的矛盾，存在于植物和动物等各种生命形式之中。但对人类来说，除了这些，还需要加上由我们内心深处的各种冲突所造成的不断增加的压力。事实上，可以说满足内在需求产生的压力已逐渐超过满足生理需求产生的压力。我们的努力逐渐转向内心，在这个内化的过程中，我们生活的焦点从关注外在事物，如获取食物、提供住所，转移到更加专注于滋养我们的内心，获取知识、取得情绪稳定或追求艺术成就。我们的祖先需要用一年时间生产出来的东西，现在只要五分钟就可以用微波炉做好，人类这样或那样的创造节约了许多时间，使我们有空闲深入探索思想。如今，我们晚上可以选择读一本书或看一场电影，这是祖先们无法想象的，在乏味而漫长的夜晚，他们只能满足于睡眠。

人类发展出了如此高度的复杂性，却似乎付出了牺牲整体凝聚力的代价，为冲突以及不和谐创造了机会。因为在发展人类所表现出的高度个性特征的过程中，我们或许不得不放弃某些总体上的平衡。在我们体内扮演这一重要角色的是护持一行，当它的能量不足以承受所有对它的需求时，则需要为此付出代价。它的重要性使它易受攻击，因此，它对平衡的控制在某种程度上总是不稳定的。如果我们把所有鸡蛋放在一行的篮子里，这个篮子很可能会感到压力重重。因此，护持一行既是我们最大的祝福，赋予我们所有天赋，使我们如此独一无二，却也可能是我们最大的诅咒。如果我们拒绝成为独一无二的自己，这一行就会承受最大的负担。

同样，数千年来，人类努力走出原始的愚昧，走进光明之中，然而这种努力也带来了负担，为人性赋予了一种既傲慢又谦卑的特殊品质——既傲慢于人类的强大身心，亦谦卑于自身的严重不足。我们的意识得到了提升，随之而来的代价却是不安的自我怀疑。不满和内心混乱，是自我实现之礼物的阴暗面，是我们为无限潜力的自我发展所付出的沉重代价。这就是现代人类的困境，人类的努力使我们远远超越了处处受限的祖先，却让灵魂在探寻自我的过程中充满怀疑和渴望。

如果我们向内探索，会发现一个无边无际、通向永恒的世界。而如果向外探索，从遥远的太空观望自己，会看到一个完美的星球，上面长养着无数生命，以及如蝼蚁般群居的我们。这种扩展内在和外在视野的能力为我们带来了压力，因为它所展现的景象既让人欢欣鼓舞，又让人心生恐惧。它让我们认识到，作为这个伟大整体的一部分，自己是多么渺小和微不足道。讽刺的是，望远镜为我们展现了一个又一个浩瀚无垠的世界，本应揭示万物之间的相互联系，为它们赋予意义，却也可能将万物化为微小的水滴，淹没在时空的海洋之中，从而使它们的个体存在失去意义。随着视野的拓宽，看到更广阔的世界，我们有关自身重要性的信念却受到了威胁。

因此，我们可以选择如何看待自己：是这张相互关联的宇宙之网中至关重要的一部分，还是无足轻重、被淹没在这张巨网之中？从此，一切事物的比例都变得巨大起来。我们再也无法躲藏在自我的狭小天地之中。我们要么因宇宙之大而变得渺小，要么因为微观世界之小而变得巨大。我们对自己与宇宙关系的认识已经发生了戏剧性的转变，可能会危险地向其中一端倾斜。如何在"至关重要"与"无足轻重"这两个极端之间找到自己的平衡点，正是人类的课题之一。

这些不确定，让我们质疑生命的目的，思考生命的奥秘。没有其他动物会因存在的苦恼而胸膛起伏；也没有其他物种会在星空下难以入眠，惊叹于这浩瀚宇宙的神秘。生死存亡的困境，只有对具备高度自省能力的人类才会产生如此毁灭性的影响，使我们陷入不确定的深渊之中。于是才有了如此巨大的缺失与不满，才有了对命运的苛责与抱怨。

因此，我们不安地坐在进化的顶峰，用不满、混乱、悲伤、痛苦和疾病打破着自然的和谐，而自然界的其余部分却生活得如此安然。可以说，人类如同一颗沙砾，被那股支配宇宙的巨大力量抛向了流畅运转的自然之中。难怪我们会感到焦虑和不安全，容易自我怀疑，不确定自身的意义。因此，怀疑也随着人类一起进入了宇宙，伴随而来的是各种可能性带来的兴奋，以及未知对我们的诱惑。未来在眼前展开，充满各种新的可能性。我们质疑着眼前的一切，拒绝接受我们已经了解了关于这个世界的全部。我们向深处、过去和未来探索着。

的确，人类生活的伟大戏剧已经在这里上演。在这场戏剧中，生长于自然、始终需要遵循自然规律的人类，却发现由于自身独特的天赋，竟成了地球上唯一不确定自己在大千世界中的位置的物种。人类也不能试图从进化的阶梯往下退，重新加入其他动物的行列，无条件地屈从于自然。人类思考和改变环境的能力让这一切不可能发生。人类的祖先大多生活在一个一成不变、没有思想和创造力的世界，而他们放弃了那个世界，进入到另一个充满困惑的世界，在那里，他们不得不接受生活的局限——在迫使自己在某种程度上远离自然的其余部分之后，这样的孤立让他们变得容易受到伤害。

　　其他动物看起来都幸福地待在它们的命运里：斑马在平川上，蚂蚁在蚁群里，蜜蜂在蜂巢中……至少在人类看来，它们都接受了自己在宇宙秩序中的位置。即使是被驯化的动物，即使在和人的接触中被赋予了某些明显的个性特征，也不会自发产生改变环境或生活方式的意图。相比之下，我们总是对现状不满。很久以前，这股冲动促使我们的祖先学会用腿直立行走，将手伸向四周和天上的星星，这一点似乎能在每个人身上找到共鸣，因为我们都渴望超越自己。我们似乎牺牲了那种与自然世界和谐共处的生活，而去追求更不确定、更具挑战性的领域。

　　在这一点上，令人不安的是人类失衡的程度。这幅与失衡有关的图画里，描绘的不是一帆风顺的前进，而是艰难且痛苦的攀登。这与达·芬奇那幅完美对称的素描似乎毫无相似之处。相反，它形状扭曲，边缘参差不齐，没有一个可以支撑所有的中心。它为每个人带来的是一种令人振奋但又充满潜在困难的生活。

　　身处如此巨大的压力之下，难怪我们会急切地寻求任何能找到的扶持，以引导我们走过这令人畏惧的荒野。这也促使我们从现有的众多疗法中寻求帮助，即使这种帮助可能只是暂时的，我们也希望能最终减轻一些负担。而在这些疗法中，有些是值得分享的，针灸便是其中之一。

▼ 什么是平衡

　　在我们深入讲解五行在每个人身上的各种表现形式之前，我们需要了解我们怎样定义健康，以及什么是健康和平衡状态。每个人都可以感觉到自己灵魂和身体的失衡，前者的疾病往往比后者更加深入。在这本书中，我们将从更宽广的角度看待健康，将涵盖人类生命的各个方面。

　　可以说，当我们健康时，并不会为健康而苦恼。健康是一种幸福状态，当我们拥有时，视之为理所当然；失去时，则急切渴望从多种多样的疗法中去获得。其定义之一是，健康是我们成功地平衡了各种内在需求时的一种存在状态。例如，从生理上，心脏的需求与肺的需求相平衡；心理上，工作的需求与安静、休息的需求相平衡；精神上，内心深处对爱、激情、深刻思想的需求与现实的生活相平衡。当二者的矛盾从充满创造性转为具有破坏性时，疾病就产生了。

　　在健康而具有创造力的矛盾和不健康而具有破坏力的矛盾之间，还存在着一个更加难以捉摸的因素，为人类的挣扎增添了一个更加复杂的层面。我们知道，不同的人能够承受的压力不同。充满斗志的商人会发现与商业伙伴之间的竞争令人兴奋，而另一个人却会很难应对这样的摩擦。有的人会乐于面对他人的愤怒，而同样的愤怒却可能击垮另一个人。这些差异来自我们个人的

　　反应，而这些反应又由塑造我们的五行、我们的独特性所决定。

　　身体的每个部分都有它呈现痛苦的方式。身体层面，会体验到疼痛，出现生理变化，如肿块、变色或体温升高；还会出现身体结构的变化，如韧带紧张或骨骼弯曲。心理层面，会出现各种不安的想法、不确定和过分焦虑等。灵魂的痛苦可以表现为情绪失衡，无法克制的愤怒或深深的悲伤，无法表达爱或温暖，感到绝望和孤独，深深质疑活着的意义。

　　每一个痛苦的迹象，都是针灸师所说的能量失衡的表现。五行发出各种各样的痛苦信号，治疗的目的正是从中找到失衡的根源。尽管有些细节看起来微不足道，但在走向失衡的过程中，病人身上发生的一切都是相关的，五行针灸认为，所有的失衡皆根源于同一个起因。疼痛和不适并不是突然出现的，而是某种错位导致一行与另一行之间的能量无法顺畅流动的结果。能量开始出现失衡时，并不会表现得像恶性肿瘤、多发性硬化症患者的肢体震颤或精神崩溃那样剧烈，而是表现为能量的微小变化：以前脾气温和，现在却变得有些急躁，无法忍受某些食物，喜欢穿的衣服颜色发生了变化，膝盖或背部出现了轻微的刺痛。

　　如果我们的每一个部分都彼此相连，那么很明显，任何一个部位生病时，都会以某种方式在整个身体中反映出来，就像手指上的一个小伤口引起的感染就可能导致全身性的发热。能量系统的任何部位哪怕受到最轻微的撞击，都会影响到全身，从一行到另一行，一个器官到另一个器官，引发连锁反应。

虽然疾病可能出现在身体或灵魂的任何一个层面，但每一种疾病都很可能影响到其他层面，最初可能很轻微，然后随着时间的推移逐渐加深，直到疾病严重到影响生命的所有层面。我们可以采用一些方法来防止疾病在系统中泛滥。我们可以用止痛药来抑制身体的病痛，用抗抑郁药来抑制灵魂的病痛，但只能是暂时的，然后问题会再次出现，而且往往是以一种更加令人不安的方式。我们可以否认自己过度疲劳（身体的疾病），用喝咖啡或酒的方式让自己在办公桌前苦苦支撑，但这种否认最终是无效的，我们将变得沮丧而易怒。当我们终于能躺下休息时，却无法入睡，安眠药也将逐渐失去作用。最终，药房或酒馆已不能满足需求，我们得寻求更大的帮助。

我们可以想象这样的场景：我们和爱人手挽着手，漫步在街头，灵魂如此安宁，头脑中在思考着去哪里享受美食。行走在这样一个美满的泡影之中，但如果这时，我们的脚趾头突然撞到了人行道的石头上，会发生什么？泡影立刻破灭，平和的心态瞬间化为乌有。身体会感到剧烈的疼痛，美满的状态烟消云散，直到疼痛平息才能慢慢恢复。如果脚趾受伤了，这样的平静会消失更长时间。

或者，当我们正在心情舒畅地散着步，却突然接到同事的电话，告诉我们工作上出了问题，又或者我们的伴侣突然谈及彼此关系中的不快乐，这些都会同样干扰我们原本平静的心情。当我们听到同事或伴侣的话语并理解了其中的含义，对我们造成的干扰首先是思维层面的，紧接着便是灵魂层面。任何身体或灵魂层面的干扰，都会或多或少威胁到我们的平衡，需要我们花费大量关注和努力来让它们重新回到可控的状态，这样我们才能沿着人生之路继续平静地走下去。

严重的身体疾病，如心梗或癌症，会立刻影响到我们的心理和精神（我会死吗？谁来照顾孩子？我怎么应对疼痛？），如同严重的情绪问题会导致头痛或胃溃疡一样。脚趾被撞破或折断都可以慢慢恢复，它会影响我们走路或开车，其程度则取决于我们有多需要走路或开车。工作上的烦恼可能难消除一些，但人际关系中的烦恼将是最让我们不安的。在这里，我们看到了生命的不同层面的相对重要程度。如果一开始只有身体处于压力之下，我们能处理得很好。当更深的层面被卷入其中时，内心的不满就会被驱使到更深的地方，以至于我们可能最终无法靠自己找到解决问题的方法，需要外界干预的帮助。

当我们健康时，滋养五行的能量将为身体和灵魂提供维持健康所需的能量。平衡时，我们的生活安排，将能满足护持一行的需求，使护持一行的功能得到充分发挥。任何一种特定形式的能量都不会太多也不会太少，而是刚好能维持平衡。但处于压力之下时，五行将很可能无法提供它们本应提供的平衡。在本应提供支持的地方进行破坏，在需要它们时拒绝给予，或在应该给予时进行索取。例如，当我们患上肺炎时，肺部会呼吸困难，无法向身体其他部位提供本该供应的氧气。滋养我们的能量之间需要无私合作才能维持平衡，就像在身体里，心脏和肺必须准备好把血液或氧气输送到任何需要它们的地方。因此，不同的能量必须为了整体的利益而无私运行。

但是，当我们失衡时，就会不知道怎样才是更适合自己的，而是去做那些会使我们更加失衡的事情。任何一行无法承受的压力，如果任其发展，就会变成一种破坏性的力量，削弱这一行本应履行的职能。随着一行的削弱，则需要其他行给予更大的支持，从而最终使其他行也受损。除非采取措施加以对抗，否则随着时间的推移，身体和灵魂的整个能量结构都将受到破坏，疾病很容易乘虚而入。

就像地震来临前地面会出现裂缝一样，我们也需要学会留意健康的裂缝，那些头痛、不眠之夜、关节痛和发烧，都在为我们拉响健康的警报，若想让我们的健康大厦不被破坏，我们必须予以注意。然而，令人惊讶的是，我们竟把疾病的陪伴当成了理所当然，以至于当我们遭受各种疾病困扰时，却很少给予足够的重视。当我们感到痛苦或沮丧时，也似乎丝毫不意外地接受了。如果一觉醒来，精神焕发，对自己的生活深感满足，我们反而会觉得意外。如果曾有过这样的时候，这样的日子有多少天？且又有多少天，到了睡觉的时候，这种满足感非但没有变得更强，反而不复存在了？

当我们与真我保持一致，顺应自然，我们就会健康而满足。内心不会存在任何不和谐，让我们远离这种幸福感。有时我们会意识不到自己的存在，内外的分界线仿佛消失了，我们与万物融为一体。然而，这种平衡很容易被打破，哪怕是最轻微的呼吸停顿、食物结构的紊乱、朋友眉头一皱，都会使我们体内微妙的调节功能出现紊乱，无法做出恰当的反应。比如，当我们坐在风口上，或者感到饥饿时，我们会迅速采取行动，让自己重新舒适起来，这正是体内调节功能发挥作用的结果。

如果不这样做，失衡与不和谐就会悄悄出现。天平就会从平衡向太过或不及的状态倾斜。当一个部分失去平衡，就会牵连另一个，失衡的程度因此逐渐增加，使和谐无法自行恢复。如果不加以控制，疾病就会出现，此时，面对危害我们健康的强大力量，体内重建平衡的机制已经屈服。我们将无法区分何谓恰当，何谓不恰当，在这样的痛苦中，我们开始与自我交战。

然而，我们将保留着健康和平衡的记忆，只有在病得太严重、无法康复时才会无法忆起。正是这种对过去健康状态的记忆，在我们进行第一次治疗和扎入第一根针时起到了帮助作用。因为身体渴望健康，就像鱼渴望水，鸟儿渴望飞翔。正因为健康时如此自在，失去时才会拼命追寻。当我们拥有它时，我们将它视为理所当然，因为它无声无息地存在着；而一旦失去，它却能主宰我们的生活，让我们除了恢复健康，别无他求。

似乎宇宙中的万事万物都在为了追求完整而努力。我们可以想象宇宙大爆炸后飘浮于太空的碎片物质，无论它们的边缘如何破碎，都逐渐在宇宙规律面前屈服，最终变成了光滑的完美圆形，每一个都是宇宙整体的小小反映。虽在原始的爆炸中被撕裂，但这些破碎的物质变得多么美丽，就像曾经破碎的地球，变成了多么美丽而和谐的星球。

宇宙内的所有活动都是五行的工作，它们努力把万物重新拉回一个整体。在人类身上，五行亦在借由那枚小小银针，温和地引导着我们体内的五行不断找寻着完整。这大概便是针灸治疗能为我们唤起巨大的幸福感的原因，除此之外，我找不到任何其他解释——在与整体连接的那一刻，我们长舒一口气，放松下来，得以更加接近那个真正的自己。

▼ 失衡有作用吗

这些思考和针灸有何关联，针灸师为什么需要考虑这些呢？因为针灸师关心人类的疾苦。人类的所有痛苦，无论是身体上的，还是内心深处的，都属于针灸治疗的范畴。我们之所以会向他人寻求帮助，进而求助于针灸师，这股动力常常来源于某种痛苦。因此，针灸师必须学会把人类的苦和乐放在一定的背景之下。病人带着绝望、不幸和身体疾病而来，我们必须努力理解这些痛苦的意义。人生的每一处转折，都迫使我们去面对与人类命运和人类奋斗目标有关的问题。

如果要帮助某位病人恢复健康，我们必须学会区分对他而言何为健康，何为不健康。我们便是在这两种状态之间的差距中工作，将失衡转变为平衡。很多个人和社会因素都会影响我们对自己或他人的失衡程度的评估；不同的文化背景下，人们对不适的接受程度也不同。纳尔逊海军的水手会以截肢时一声不吭为傲；而现在的人们去看牙医时，哪怕是最轻微的疼痛都觉得难以忍受。同样，我的一位印度朋友最近很惊讶地问我："为什么西方人总是追求快乐呢？我们只是接受。"对她来说，人生的圆满在于适当地接受痛苦。

因此，判断什么是平衡或失衡、健康或不健康，必须始终基于个体的独特性：对他个人而言，何为恰当，何为不恰当，怎样才是对他有利的。我们对病人健康状况的评估，也应将病人以前的经历、承受疼痛的能力以及对待疾病的一贯态度纳入考虑。如果我曾经非常抑郁，现在的状态已经好多了，我可能会觉得自己已经达到了某种程度的平衡，但对健康的人来说，我可能仍然是非常不健康的。刚从偏头痛发作中恢复过来的人会觉得轻微的胃痛不值得一提，毕竟最剧烈的疼痛已经缓解了。一个人觉得难以忍受的疼痛，另一个人却觉得不算什么。因此，尽管在任何一种文化的任何一个时期，社会都会为每个人设置某种总体参数，但对于健康与疾病，很难有一个普遍适用的定义。

有一种观点认为，平衡、最终的健康状态和每个人生命目标的达成，都应被视为五行在体内和谐流动的结果。然而，我所看到的却是一幅让人紧张的画面：它并不和谐，处于动态运动之中，时断时续，起起伏伏——从出生到死亡都是如此。就后者而言，各种冲突和摩擦造就了每个人的独特性；它是我们内在五行（尤其是主导一行）的不同需求的创造性结果。

这似乎解释了我们为何会如此不同，为我们的护持一行赋予了特殊地位，并给予其极大尊重。透过五行循环中的小小一环，我们得以表达自己的真实本性。护持一行中的潜能成为我们自身成长的潜能。于是，我们的平衡不仅与这一行的平衡状态有关，还取决于我们能在多大程度上满足这一行的需求。

对待患者的病痛有两种对立的观点，持有哪种观点，决定了我们抱着何种目标为患者进行针灸治疗。一种是将疾病和痛苦视为需要被消灭的东西，它们是自然顺利运行过程中的小小故障，是需要被调至平衡的失衡。在这里，疾病的存在是消极的。药物治疗的态度符合此种观点，其目的在于消除或减少疼痛。

另一种观点则与此相反，它认为痛苦的存在有其目的，因而具有某种作用。这强调了痛苦积极的一面，认为它伴随着人类的奋斗过程而自然产生。这为失衡赋予了更加深远的意义，将其置于更大的背景之下，它的存在有了某种必要性。人类的苦难因此而有了意义。从这个角度来看，苦难是改变的催化剂，而不满通常是人生旅途中必不可少的随身之物。满足于自己的命运将蕴含着危险，因为这样便失去了鞭策我们改变的刺激，就像珍珠的形成是缘于沙砾的刺激，不满也可能是促进自我发展的动力。因为真正推动我们学习的，似乎并非快乐，而是痛苦，难道不是吗？

这些痛苦与不幸有其自身的模式。它们按照自身节奏运行，在生活中出现之日，往往是我们需要一些外力来推动之时，它们带来的刺痛促使我们改变自己。从个体发展的角度来看，它们有潜力让我们在自我发现的道路上走得更远。如果我们抓住它们提供的机会，将在其引导下走向真实的自我，因为那些令人不适的提醒，会迫使我们去解决那些尚未面对的隐藏问题。可以说，在黑暗之中，我们慢慢接近着自我。

接下来我们需要考虑的是，达到内在的平衡有多大可能，甚至要问一下，那真的是我们想要的吗？治疗的目的是帮助病人达到平衡状态，还是实现他们的最高潜能？两者如此不同，它们是互相矛盾的吗？我们可以过着平静的、看似平衡的生活，让潜能停滞于某个较低水平，也可以努力实现内在的最高潜能，但常常惨遭失败，风险重重，却得以在潜能的最高处翱翔。这里的问题是，我们是希望挑战自己，还是维持现状，选择待在安全区域内？世界上很多人都害怕改变，宁愿安于现状，无论这样下去他们会有多么难受。

人类的内心世界几乎可以无止境地扩张，且有着无限的创造性冲动，但现实却是，我们为了满足内心追求所做的努力，常常以失败告终。于是，矛盾便围绕着这些尚未实现的追求而产生了。这些矛盾对我们产生着持续的压力，而我们的护持一行也在一面努力维持着平衡，一面推动着自身发挥最大潜力，这就使得每个人的生活都充满了不安。我们不仅要保持自身内在的平衡（用针灸术语来说就是让五行和谐地在我们体内循环），还要在社会背景下与周围的人保持平衡，但难点在于，每个人都在表达自己的需求，且这些需求常常与我们自身的需求相冲突。

包括针灸在内的任何疗法，如果行之有效，都提供了改变的可能性。但病人很少会意识到，生命中的改变也可能带来痛苦，因为需要改变的，很可能是他们预设之外的领域。例如，病人可能为了治疗偏头痛而来，却发现自己需要改变一段关系或者换一份工作，因为这正是导致他们偏头痛的原因。有些病人会欣然接受这样的挑战，有些病人却会犹豫不前，不愿做出走上健康之路所需的改变。这些人往往会突然停止治疗，宁愿待在原地，也不愿应对变化所带来的后果。

当我们诊断病人体内某一行失衡，并决定治疗以助其恢复平衡时，作为治疗师，这也迫使我们去反思：在我们眼中，人类生命的目标究竟是什么？针灸师需要潜入灵魂深处，在那里畅游。如果护持一行代表了一个人生活的焦点和方向，那么它所带来的挑战和它的潜力范围就贯穿了整个人生。我相信，追求一生中所能达到的最高境界，是每个人深刻而必要的目标。用针灸术语来说，这意味着病人的护持一行发展到了最高潜能。

成长并非一蹴而就之事，并非起于治疗之初，止于数月之后，而是伴随着我们的发展和变化，持续一生。五行之轮年复一年不断循环着，在每一次循环中达到新的高度，表示人生又增加了新的阅历，如同树木的年轮一般。最高境界之针灸治疗，将伴随病人一生的成长之旅，压力较大、需要更多扶持时，治疗频繁一些；而当人生顺利之时，则拉长治疗间隔。事实上，愿意接受持续成长之挑战的病人，知道自己是否需要及何时需要扶持。

在这里，我们进入了复杂的自我发现之旅。五行循环中，护持一行既是这段旅程的起点，也是终点。每一行的最高潜能，代表着病人自我发展之最高潜力。

应对这些令人困扰的挑战时，我们可以向外界寻求帮助。我们的祖先总是默默忍受命运的煎熬，现代人却不甘如此，经常向医生、咨询师、心理治疗师和各种类型的治疗师寻求帮助和指导，越来越多的人也开始求助于针灸。如果对的人在对的时间给予了对的治疗，我们所接受的每一次治疗，都能帮助我们在自我发现的旅程上走得更远。

如此一来，每一次简洁而有力的治疗，都可以被看作一次与命运的潜在约会。

▼ 平衡的评估

这枚小小的针灸针，如何与我们谈论的个人命运相关联？作为五行针灸师，在命运的暗礁和险滩之上，如何为自己和病人的生命前进方向导航？

每次治疗的能量调整，都可以帮助病人改变生命进程，或防止病人沉溺于痛苦悲伤之中。但是，我们帮助病人把握的生命进程，不能与他们的需求背道而驰。幸运的是，大自然对我们是仁慈的，对病人健康无益的干预，除了少数时候，身体都会拒绝接受。在西医治疗中，为了能好起来，即使是最可怕的治疗过程，病人也总是默默忍受。来针灸的病人却不同，或许是因为治疗师总是轻言细语，也可能是因为英国的针灸通常需要自费，一旦没有达到他们期望的疗效，他们就会很快停止治疗。

这也是我们应该感谢针灸治疗目标的另一个原因。因为如果我们没有治疗到正确的一行，病人的需求没有得到满足，治疗所激发的微妙能量就会坚定地将他们带至离开诊室的大门，这也进一步证明了大自然的仁慈。同时，我们也应当认真倾听患者的心声，他们的感受将引导我们如何进行下一次治疗。在这里，病人和治疗师不会因职业的不同而彼此对立，而是齐心协力，为的是共同的目标和意图，即维护病人的尊严。因为所有的治疗都基于一种共识：只有病人才了解他们的真实感受，医生只是试图去解读这些感受，并意识到其中的问题所在。当我们不舒服时，我们都能感觉到。但只有觉知力更强的人才知道其中原因，而知道该做什么让自己感觉更好的人则更少。这就是我们需要向他人寻求帮助的原因，这也正是针灸师的任务所在。

然后，我们需要将患者的需求用治疗的语言来解读，并权衡这些需求的平衡或失衡程度。诊断是一个持续的过程，每个治疗阶段都需要再次评估患者的需求，然后我们尝试用针灸来纠正这种失衡，这便是个体化的治疗。诊断和治疗紧密相关，诊断决定治疗，治疗效果进一步影响下一阶段的诊断。

五行创造了人类生命，其中一行和所有五行的平衡程度，可以反映出个体的健康状况。当健康受到威胁时，五行还为恢复健康和预防疾病提供了方法和途径。五行能量连接体内各个器官，贯穿人体上下，还创造了构成人体的肌肉、骨骼和血管，五行在我们身上留下的印迹可谓无处不在。因此，如果由于某种原因，滋养这些身体部位的某种五行能量受到削弱，无法维持健康机能所需的平衡与和谐，就会出现牙关咬紧、头痛、驼背或双腿乏力等症状。既然每个微小的部位都是整体的缩影，那么身体或灵魂的每一次活动，五行都必然参与其中。在这样一个相互关联的网络中诊断是哪一行的功能出了问题，需要运用我们的感官，去解读那些微妙的信号根源于何处。各个器官在压力下会释放出痛苦的信号，这是需要注意的微妙提醒。这些信息会从身体内部的器官传递至体表。正是在这里，我们被赋予了感官来发现它们的存在，并衡量它们所揭示的失衡的严重程度。

我们知道，每个细胞都是这个相互连接的整体的一部分，因此能揭示我们体内的能量流动是否平衡。这便是为何从我们的手上采一滴血做个简单的化验，就可以了解身体内部的肝脏或心脏功能的异常。在西医中，还需要对器官的部分组织进行活检进而更详细地分析，才能确认是否存在此类功能异常。针灸师在了解各个器官的功能状况时使用的方法完全不同，但同样微妙——针灸师运用的是我们高度敏锐的感官。如果某一行的平衡表达出现轻微扭曲，将能被我们察觉到：当这一行能量流经其所属脏腑，感受到它们的痛苦时，将以感官信号失衡的方式呈现出来。

当体内的五行能量遭受痛苦时，感官信号是最初的警示信号，但总被我们忽视，因为它们看上去如此微不足道，而且在西方我们缺乏身心的整体观，无法将突然爆发的脾气与嘎吱作响的膝盖联系起来，从而共同治疗这两种疾病。为了完成这项任务，我们被赋予了精密的工具——情感触角和所有感官，用来解读五行从脏腑发送到皮肤表面的秘密信息。皮肤的颜色、讲话的声音、毛孔散发的气味，都是提示治疗师的信号，每个信号都指向五行中的某一行。此外，还要加上我们所接收到的情感信号。我们需要学会解读这些信息，它们是隐藏的痛苦信号，是病人带到诊室的呼救之声。

感官和情感信号非常复杂，要破译和理解它们，往往需要时间。如今，我们用香体剂掩盖着身体的自然气味，没有它们，我们甚至不愿出门。我们还给自己化上妆，以掩盖我们皮肤自然的颜色和纹理。我们为头发染上各种色彩，做各种整形手术，训练我们的声音不要表达太多或太深的情感。这些都是我们随着年龄的增长而戴上的各种面具，它们都成了我们隐藏感受的便捷方式。

如此看来，很少有人能像出生时那样自然而然。为了适应社会和环境，我们发生了许多变化。而且，为了适应周围人的需求，我们的某些方面都在一定程度上受到了压抑，压抑的程度将通过某一行的痛苦迹象表现出来，从而被敏锐的人观察到。我们或许想要掩饰真实的自己，五行却向所有选择仔细观察我们的人悄悄发出了信号。

在诊断中，我们寻找的是某种扭曲，比如某种被掩饰的情感，或某种过度的颜色。我们很少有机会看到五行显示出所有力量和活力时的情形，这是在健康人身上的表达，于是我们不禁要问：有人曾真正平衡过吗？诊断过程中，我们寻找的是某种不协调，因为不协调之处会凸显出来，吸引着我们去注意。用我们所接收到的情绪信号来描述这一点最为简单。但对训练有素的针灸师来说，五行发出的感官信号在提供诊断信息方面同样重要。如果我不开心却面带微笑，或用悲伤的声音谈论所爱之人，或不带感情地讲述重大的创伤，如果听者足够敏锐，就会觉察出我不对劲的地方：事件和情感似乎不一致，出现了某种偏差或错位，表里不一。这种扭曲使情感与应有的表达脱节，脱节越严重，越能证明某种根本性的失衡。

情感灵敏地传递着内心深处的信号，失衡时将会有多种表现。每个人都会在不同的时间对生活表现出不同的情感态度，让我们所做的一切投射出某种特定的情感色彩。这些情感指针是"怒、喜、同情、悲、恐"这五种情感的表现，分别与五行相对应，木对应怒，火对应喜，土对应同情，金对应悲，水对应恐。情感是每一行对其特定需求表现出的反应，无论这一行平衡与否。由于每个人都与某一行有特殊关联，我们将表现出与该行相对应的特定情感，这是我们对生活的情感取向最为主要的表达。由于生活会要求我们做出不同反应，因此，不同的生命时期，我们会在上面叠加不同的情感阴影。

当每一种情感被恰当表达时，便是平衡的表达。表达不恰当时，则表示情感表达出现了某种失衡。无论是平衡还是失衡的表达，都具有重要的诊断意义，并能引导我们深入每一位患者的内心。处于平衡状态的情感会对某种情况做出恰当的反应。如果有人踩了我的脚，那么生气是恰当的；如果某个我爱的人去世了，那么悲伤是恰当的。情感的失衡表达可能由很多事情引起。如果孩子在母亲去世时却不能哭泣，或者在欢乐的人群中却郁郁寡欢，这都是不恰当的表达。这些迹象表明，孩子的情感出现了错位，因此，应当快乐时，他的反应是悲伤，而应当悲伤时，他的反应却是冷漠。

婴儿能纯粹地感受和表达情感，该愤怒时愤怒，该喜悦时喜悦。但随着时间的推移，由于各种原因，孩子会逐渐失去自由表达情绪的能力。或许是因为肆意的笑会惹恼父母，而愤怒会激起周围之人某些压抑的情绪，那么孩子在表达愤怒或喜悦时就会有所顾忌。孩子学习到的是，自由表达某种情感可能是不明智的，甚至是危险的。有情绪却不能表达时，他就常会寻求扭曲的发泄方式（如隐藏着恨意的微笑）。如果情绪受到压抑，不允许轻易流露，就会以这样或那样的方式表达出来，对我们的情绪健康造成很多破坏性的后果，可能导致被压抑的孩子虐待动物，或成年后过于消极被动。当喜悦或愤怒被隐藏起来，情感的表达不再与真实感受到的相一致，情感就会被压抑至内心隐秘的角落。

我们都熟悉心理学中所描述的压抑或移情，当情感不能安全表达时，会以隐秘的方式表露出来。用五行的术语来说，为了生存，人们会掩饰情感对内在五行的平衡表达，而掩饰的程度，能反映出情感的紧张和失衡程度。无论出于何种原因，此时的五行都无法公开表达其真实本性。

每一行都会变得"诡计"多端。如果其需求遭到践踏，它往往学着以令人惊讶的方式掩饰自己的需求，并在生存之战中发展着转变的能力。因此，每个人都堪称伟大的演员，在试图隐藏自己的真实感受时，饰演了无数的角色。我们可以看到，这一切从小时候便开始了，比如，我们会教育孩子生气的时候不能打人，或者当他想把最喜欢的玩具留给自己时，我们却让他送给别人。这些事情看上去很小，却是在教导孩子，他的需求应当在他人的需求面前做出某种妥协，但却可能让他感到自己的需求受到了伤害。

于是，身体上的痛苦常常成为我们唯一可以接受的表达不快的方式。人们越不愿承认不快乐的真正原因，它就越有可能被压抑，并通过身体的安全阀门释放出来——这是身体的一种必要功能，常常用来化解内心深处无法忍受的痛苦。疑病症*患者就是其中较为极端的例子，他们总是渴望倾诉身体上的痛苦，那

---

* 译者注：疑病症，是指在没有明确医学根据的情况下，受检者认定自己患有某种特定疾病的一种精神病理状态。合理的医学解释、躯体检查或实验室检查阴性，均不能打消受检者的顾虑。

些痛苦对他们来说如此真实，对别人来说却是虚幻的，他们的需求如此强烈，以至于完全脱离现实。在这种情况下，身体的安全阀门一直是打开的状态。

因此，我们可能从小时候起，便学会了压抑自己的某些方面。由于自我实现的最大领域在于使护持一行的潜力得到真实表达，而对真实表达影响最大的便是压抑。因此，五行诊断如同侦探小说，治疗的目的，就是为了剥去我们年复一年戴上的层层面具。就这一方面而言，五行针灸的治疗与某些形式的心理治疗非常相似。我们的确非常关注灵魂（psyche）层面，因为正如 psyche 一词在希腊语中的本义，它是生命的气息，是它将生生之气赋予我们，其他一切也都由它而生。它是我们生命的核心，因此，它决定着我们为何生病，如何生病，以及怎么做才能好起来。这些层次的体验能触及我们内心的最深层面，因此也经常暴露我们最脆弱的地方。

我们觉得展示这种脆弱是不安全的，便总是想方设法隐藏自己的弱点，因此学会了戴上各种面具。越是脆弱的地方，我们越是隐藏，尽管护持一行将我们暴露无遗，但它也需要学会很多方法来保护自己，才能引领我们度过一生。每一行保护自身的方式都不同，每个人也都形成了自己的隐蔽机制。而这些机制的性质和力量，则由那些塑造了我们的生活、并对我们施加特殊压力的独特因素所决定。还有那些我们为自己戴上的面具，也使我们难以区分什么才是自己的真正需求，更难以找到方法去满足这些需求。

　　患者对治疗师越信任，就越会摘下面具，让五行真实表达，并展示其平衡或失衡的状态，而不用担心被评判、被误解。如果患者哪怕最细微的变化、最轻微的不安、最隐约的不适都能被治疗师察觉并做出回应，患者将感到自己被懂得、被理解，从而让医患关系建立在信任的基础之上，诊断才能清晰，治疗才能发挥作用。如果治疗要触及五行的最深层面，治疗师的灵魂需直接与患者的灵魂对话。没有这种深度的信任和理解，治疗就会在本应直接与病人沟通的地方陷入沉默。

　　我们可以在表面上对情感加以掩饰，感官信号却很难如此，因此往往能更直接地将我们引向处于痛苦中的那一行。有些治疗师能更快和更直接地感受到来自某一诊断指标的信息。有的嗅觉灵敏，有的则对声音或气味更敏感。而有些治疗师尽管需要时间来训练感官，却在情感领域感觉更自在，这也是我们在现代生活中关注得相对较多的领域。

　　诊断不是一成不变的，而是随着治疗不断调整。它的基调在我们与病人的第一次会面中确定，并在随后的每次治疗中变得更加清晰和准确。如果用五行来描述，我们可以说，当病人决定来接受治疗时，就像播下了一颗种子。我们之间逐渐发展起来的温暖关系滋养了它，从中长出诊断的花蕾——我们需要对护持一行做出初步诊断以确定治疗的方向，还需决定治疗应主要针对病人的哪一层面。病人的每次复诊，都让诊断的花蕾进一步展开，显露出花瓣的性质，让我们能确认或修正诊断。只有正确的护持一行得到治疗时，花朵才会充分展开，如果治疗针对的是其他行，花瓣将保持紧闭。治疗其他行，就好比我们本应用某种适宜的肥料来滋养幼苗所生长的土壤，却施错了肥，用了适合另一种完全不同土壤的肥料。虽然这不至于让我们变得更加失衡，但绝不会像用对了肥料那样长势喜人。

现在，治疗的成果呈现了出来，那就是病人每次复诊时我们都能观察到的改变和好转。因此，治疗犹如花朵一瓣一瓣绽放的过程。重要的是，我们应当认为，这样的成果，只有在病人和治疗师的温暖互动之下才能培育出来。没有这种养分，诊断和治疗就犹如落在休耕的土地上。治疗师和病人之间的紧密关系是治疗成功的重要组成部分。当我们与另一个人保持一致，才能更加敏锐地感知到他们的需求。我们感官的每一个层次都将变得敏锐，被打磨至更高的水准。对更细微层面的理解，让我们能看到、闻到、听到、感受到更多。我们正是需要如此精准的感受力，才能感知到每个人的脏腑发出的精微的感官信息。

▼ 感官诊断

将五行在我们身上的感官和情感信号准确翻译成五行的语言，再将其转化为适合病人的治疗——治疗师的这一能力构成了五行针灸治疗的核心。感官信息会在我们身上唤起某种直接的反应，因此，当我们的技能得到适当磨炼，这种直观感受就会成为一种强有力的诊断工具。其优势之一是，它可以超越复杂思维的障碍。除了感官所提供的信息，还有其他可以指向某一行的指标，但感官一旦经过适当的训练和提升，会比其他任何指标都可靠。在感官信息不够牢靠的情况下，这些信息将对我们的诊断起到支持作用。例如，不同行的人倾向于以不同的方式处理事情，以不同的方式行动，以不同的方式做决定，甚至有着不同的穿衣风格。我们从这些观察中获得的信息最初不如从感官获得的信息可靠，但随着经验的增加，将变得更加准确。

因此，再次学着使用我们与生俱来的敏锐感官，是针灸师必须加以发展的各种身体技能之一。但在现代生活中，似乎一旦过了某个年龄，我们的感官就会变得迟钝。当我们还是婴儿时，对周围极微小的改变都很敏感，展示了婴儿灵敏警觉的本能，正是这种本能，让动物能在野外生存。但在成长的过程中，动物和婴儿的许多本能却被我们渐渐丢失。婴儿对母亲的气味有反应，就像母亲对婴儿的气味有反应一样，但由于没有人会注重这种感官技能的发展，甚至连它们的存在都很少意识到，它们便开始随着我们的长大而逐渐退化。我们不会鼓励年轻人去注意一个人脸上颜色的变化，或者脏腑发出的气味的变化。在这个关注心理的时代，我们可能会更多地关注他人的情感信号，但即便是这一方面，我们也从小时候起便在大人的鼓励下，压抑本能的反感和不信任，因为社会原因而否认它们的合理性。

由于日常生活中缺乏锻炼的机会，我们失去了这些天生的技能。例如，由于如今的食物就摆在架子上等着我们，我们已不习惯用鼻子去打猎，那么嗅觉就不再是一种生存的技能，很快就会退化。当然，我们也不再像动物或婴儿那样，或像我的一个近乎失明的病人那样，通过气味来区分敌友。这些被遗忘已久的技能，针灸师需要勤学苦练才能重新掌握，就像网球运动员练习打网球那样。我们都没有经过专门的训练去观察人们脸上颜色的变化，或察觉身体上气味的变化，或感知某个脏腑出现不安时声音的变化。我们也没有接受过察觉情绪变化的训练，由于我们如此沉浸在自身的问题之中，甚至连周围纷纷扰扰的情绪都没有充分意识到。因此，我们必须花时间重新学习婴儿对情绪的直觉性评估及本能反应。

当我们五行资料库中的线索越来越多，就会越来越快地在我们遇见的人中发现它们的存在。刚开始学习五行时，我们对五行的特质感到迷茫，但随着对五行的特点愈加熟悉，我们对它们的感知也将愈加清晰，并能将这些搜集到的信息储存下来，以备下次诊断时检索之用。

声音也能清晰地体现主导一行，但我们可能也没有意识到这一点。我们都可以从一个人说话的方式来判断他是否生气，是否高兴，是否害怕。我们也或许能意识到一个人说话的内容和他的表达方式之间的不一致。如果一个人的金行能量失衡，不论他说什么，都会带着尖锐、切割、悲伤的音调。而火行能量失衡时，尽管没什么可笑的，也会时刻带着笑意。由于如今的我们总被大量刺耳的噪音包围，可能已经对这种细微的区别充耳不闻，因此无法对音调中的尖锐或愤怒做出正确解读。

当说话语气同说话内容不一致时，我们如果能正确解读，就可以明显发现其中存在问题。如果并没有什么值得愤怒或喜悦的事，却出现了过度愤怒的木的声音或过度喜悦的火的声音，说明这两行出了问题。正如病人脸上的颜色不但能指向某一行，还能提示五行的平衡程度，声音也是如此。

如果要让感官更敏锐，必须重新学习着去闻、去看、去听。我们需要追踪涌入体内的各种感官信息，学着将它们归类为某一行，并判断这一行是否平衡。我们学着仔细观察周围的不同颜色，将脸上或身体上的某种颜色与发出这些信号那一行相匹配。我们认真听着收音机里的声音，或在车站等车时竖起耳朵听着周围的声音，尝试着从中找出某一行的某种特质。

　　华思礼教授总是教导我们，要"放下思维，进入感官"，对五行针灸师而言，这句话可谓真理，要做到却很难。我们必须在某种程度上放下自己的伪装，让感官得以发展，还要直接接触自己和他人的情感。这对任何人都绝非易事，感官的训练，要求我们与自身至纯至深的部分重新连接，对于那些足够勇敢的人来说，这是一种进入自我最深处的仪式，是一种真正奇妙的体验。

　　那么，一旦我们开始以这种方式训练感官并审视自己，我们要寻找的是什么呢？首先，我们需要从之前积累的一个个患者身上建立感官信号的资料库，将它们作为模板，再将我们从每一个新病人那里得到的感官信息与它们进行对比。例如，一旦我们清楚地看到了某个病人脸上的白色，就会把这个记忆存储在金的参考目录下，便能帮助我们诊断下一个皮肤也有类似颜色的病人。

　　同样的，一旦我们听到某个声音并将其归为某一行，就会在另一个病人身上听到类似的声音，再将我们在不同时间听到的不同音色进行一系列对比，就会逐渐过滤出这一行的声音特质。即使我们一开始不清楚如何对病人的感官信息进行分类，治疗也经常会让某种颜色或气味变得更加明显，从而有助于我们的诊断。我仍然记得第一次观察到病人颜色变化时的情景，也记得我注意到病人情绪变化时内心的喜悦。电视上一名赛车手说话的声音，让我第一次感受到了水的声音的特质；一位政客演讲时的声音，让我了解到了木的特殊音质。通过多年来积累的例子，我逐渐为每一行建立了自己的资料库，每一次治疗新病人，都会增加一些新的感官信息片段。

颜色、声音、气味和情感是诊断的四个基本要素，其中有些要素比较容易被掩饰，而颜色和气味则很难去自主控制。不管愿不愿意，我们都很难控制自己是否脸红；即使喷再多香水，也无法阻止毛孔散发出某种气味。毕竟，动物正是通过这种方式去感知其他动物的恐惧。颜色和气味这两种信号，通常能被感官更直接地感受到。

声音和情感则更多地在我们的自主控制之下。这两种都是交流的方式，因此，从小时候起，社交生活便要求我们对其加以必要的操控。它们在某种程度上可以被压抑，只有当我们允许它们自由表达时，才可能像气味和颜色一样真实。成年人很少能如此真实，儿童则好很多，因为他们与情感连接并通过声音直接表达情感的能力受社交压力的影响较小。

但我怀疑，即使是最熟练的演员，控制声音和情感已是游刃有余，也无法完全抑制这些感官信号。在某种程度上，不管是不是演员，我们都学会了隐藏自己的某些情感表达，因此，治疗师必须磨炼出能对最轻微的信号做出反应的灵敏触角，帮助我们准确诊断病人的状态。只有灵敏的双耳，才能清晰听到笑声背后的愤怒，或者看似轻松之下无意间流露的恐惧。

有时我们比较幸运，来学习针灸时，已经有了某种比其他人更加敏锐的感官。每个人都会发现自己更偏爱某种感官，有些人嗅觉更灵敏，有些人能更好地感知到患者的情感。对于针灸师来说，重要的是承认并努力提升自己的弱项，利用自己的强项作为诊断的主要手段，并逐渐引入其他感官来辅助诊断。在训练感官的过程中，我们学会认识到五行能量健康时表现出哪些具体品质。

我们认为，声音、气味、颜色和情感处于某个范围内时才是平衡的。超出这个范围，则是失衡的，但会有轻微失衡和严重失衡之分。

平衡的木颜色呈浅绿色，声音清脆快速，气味如同新鲜蔬菜的气味，面对生活的情感取向为乐观而有力量。当木能量开始失衡时，这些特质就会被放大，直到显示出失衡。绿色会变成不健康的萎黄色，气味变得刺鼻，声音提高成呼喊声或压低成无法听清的耳语，情感变成过度愤怒或压抑愤怒。

火平衡时的颜色为皮肤所泛出的粉红色，表明心脏正在向身体表面输送健康的血液。声音愉悦，气味温暖如同熨烫过的亚麻布散发的气味，情感为喜。失衡时，肤色缺乏红色或过于发红，声音表现为笑意太过或者缺乏温暖，气味变得如燃烧的篝火，情感可能过于喜悦或缺乏喜悦。

土平衡时的颜色如同亮泽的蜂蜜，声音柔和而轻快，就像母亲哼着摇篮曲，气味甜蜜而舒心，情感为同情和理解。失衡时，皮肤呈现出一种不健康的灰黄色，声音带着一种夸张的唱音，气味变得让人发腻。情感的表现多种多样，或是过分需求，或是对他人的需求缺乏同理心。

金平衡时的皮肤透着白色的光泽，声音严肃而带着悲伤，气味如同秋天脚下落叶的气味。其情感表现为接受一切都会逝去，我们称之为悲伤。失衡时，颜色变得灰白，声音带着深深的悲伤，气味如同腐烂的植物发出的气味，情感则表现为对过往长久不能释怀。

水平衡时的肤色为半透明的蓝色，声音如潺潺的小溪，气味如同新鲜的水的气味，情感表现为对生命中的未知存在一种自然而然的忧虑。失衡时，颜色发黑，声音哽咽，气味如死水或陈旧的尿液，情感变为深深的、常常让人僵住的恐惧。

▼ 变化中的能量

要对五行针灸治疗做出更准确的评估，秘诀在于提升对变化的感知能力。判断治疗成功与否，需要观察感官信号是否有细微变化，而我们正是通过这些感官信号评估五行的平衡情况。如果治疗未满足五行的需求，五行就会以"震耳欲聋"的沉默做出回应，这种没有变化与有变化一样引人注目和发人深省。它们实际上是在提醒治疗师调整治疗方向。治疗有效时，就会发生或细微或巨大的不同程度的变化。每个患者的反应都独特而复杂，我们永远无法预测会发生什么，且治疗师和患者一样，在等待治疗结果时，都会有些迫不及待。

治疗带来的变化会以不同的方式呈现出来，患者自己所感觉到的变化也能为我们提供关键信息。我们必须注意的是，病人对治疗的反应会因人而异，也会因治疗阶段而异。在评估病人的治疗反馈时，我们必须注意的是，改变并不一定是让人舒服的，那些不舒服的改变或许会让病人难以接受，因此，这个通向健康的必要转折在他们眼中或许并不愉快。在好起来之前，他们可能会感觉更糟，但他们或许不愿认同这一点。同样，有些病人会充分认识到任何改变都是改善的标志，他们不会因为背痛仍然存在而担心，因为他们整体上已经感觉好多了。有些病人则只盯着依然存在的胃疼，却忽略了他们的睡眠有了明显的改善。

这便是人性。还存在的一种情况是，有些病人并不希望症状消失，因为一旦好起来，他们就无法继续享受他人的关注。我有个病人肩膀疼痛严重，血液循环也很差，每次坐在治疗床上，他的小腿就会充血，变成蓝紫色。有次治疗后，他的腿部血液循环得到了很大改善，他坐起来时，双腿仍然保持着健康的粉红色。他拒绝接受这是改善的证据，抱怨我一点也没有帮他减轻背部症状，从此再也没有来治疗。这是一个极端的例子，但也可能发生在其他患者身上，告诉我们需要协助患者面对治疗带来的必然变化，无论这种变化是受欢迎的还是难以接受的。

对于治疗，病人和治疗师都怀有许多不同的期待。这些期待有可能是不切实际的，如果他们希望一次治疗后，病人就奇迹般地从失衡变成了平衡，疼痛立刻消失，那么当希望破灭时，他们就不得不面对不可避免的失望。对有些病人来说，治疗师的关心就足以让他们感觉好一些，会满怀希望地接受进一步的治疗。这种希望将有助于略微减轻症状带来的负担，这就是为何病人常说，只是倾诉烦恼，就已经让他们感觉好多了。

每个人都有不同的疼痛阈值，且对于什么可以忍受，什么不能，每个人也有不同看法。同样的头痛，某天可能不太在意，如果正好遇到工作中的不开心，就会觉得疼痛难忍。同样，每个人对治疗的反应也各不相同，有些人急于求成，有些人则对治疗是需要时间的这一点早有准备。对治疗的期待不同，会让人们看待病情变化的角度也不同，有些人认为变化神速，而另一些人，比如我那位背痛和血液循环不良的病人，则认为太慢了。当我们评估治疗带来的改变和效果时，这些因素都应考虑在内。

随着经验的积累，针灸师将更能察觉到能量平衡过程中的各种微小变化，而在经验不足时，我们可能对这些变化视而不见。看到从暗黄到金黄的转变，往往需要很多经验，因为这要求我们将眼睛训练得可以区分更精细的色差。其他感官也需要同样的训练，且这种训练并无捷径，只有通过持续治疗一个又一个的患者。只有当我们看到灰白色变成纯白色时，才开始明白什么是金更平衡时的颜色；只有当极其尖锐的笑声变得低沉时，才明白水行人试图用笑声掩藏的恐惧。实际上，所有治疗师都必须训练自己，培养出音乐家般敏锐的耳朵、画家般敏锐的眼睛和厨师般敏锐的鼻子。

通过观察病人并从他们那里得到反馈，我们的感受能力慢慢提高着。最终，我们希望自身的感官能够得到充分磨炼，从而准确评估病人体内五行的平衡状态。如果其中一行在发生了最轻微的失衡时便能被我们察觉，这种评估可以使针灸成为有效的预防医学，在问题刚出现时便发出警告，并在人力可及的范围内纠正这些失衡。从西方的观点来看，这就好比发现血压轻微上升时便立即解决这个问题，而不是等到高血压变得根深蒂固才去处理。

我们收集到的感官信息可能是不完整的。例如，我们可能会看到红色，并在声音中听到笑意，但感受到的情感却不是期待中的喜，而是怒，且对气味没什么感受。这里有两个指标指向火（红色和笑声），一个指向木（怒），一个没有指向任何一行（对气味没有感受）。在这种情况下，我们将选择火作为初步诊断，因为指向这一行的指标最多，但我们会在"怒"这里打个问号，因为它可能指向另一行。这种怒，是木那种强劲有力的愤怒，还是金锐利的愤怒，还是水防御性的愤怒，还是进一步支持我们的初步诊断，是火感受到不公平对待时所表现出的愤怒？在目前的阶段，我们不得而知。

我们也不能确定颜色真的是红色，声音真的是笑声，因为治疗还没有帮助我们验证诊断。这种颜色和声音可能是病人的面具。我们需要学会培养的最重要的品质是，让思想和感官保持开放。我们不能将自己局限于某一行中而不考虑其他四行。随着治疗的深入，我们将对诊断加以改进，最终排除其他四行，确定护持一行，即便如此，我们也必须始终保持必要的灵活性，在后续治疗中继续检验诊断。经验还告诉我，当病人间隔一段时间再来时，诊断会更加准确，因为病人没来的这段时间，我头脑中的杂念得到了清除，让我能更清晰、更真实地看待事物。

五行针灸治疗最让人满足的方面之一是，我经常能目睹五行的变化，就在针刺入穴位，治疗开始让五行从失衡变得更为平衡的那一刻。此时，由脏腑通过经络之网传递到皮肤表面的感官指标也会发生同步变化。当针刺入穴位时，病人的皮肤会突然发红或变白，或者病人会突然微笑或变得更平静。任何一种感官指标都可以发生这种变化，也可以是几种或全部四种感官指标同时发生。

改变可能令人满意地立即发生，也可能需要一个循序渐进的过程，因此病人可能需要一段时间才能注意到情绪的改善。这将同样取决于许多因素：病人开始时的平衡状态（病得有多重?),他想好起来的愿望是否强烈(这是一个至关重要且经常被忽视的因素),以及最重要的——我的诊断能力。我能看清楚所有问题吗?我的诊断是否准确,以及我所选择的治疗是否符合病人的需求?我可能会在治疗时观察到五行的变化,或者同样重要的,我可能观察不到任何变化,无论是哪种情况,在选择下一次治疗时,我都需要将其纳入考虑。所有这些观察,都让我在心中对正在治疗的那一行描绘出更清晰的画面,将有助于我确认或修正诊断。在针的作用下,病人体内的五行朝着更加平衡的方向变化,我们在这一过程中亲身观察和体会到的一切,是学习再多书本上的知识也无法取代的。

例如,通过观察水或土感官信号的变化,我们会对水或土的能量有更多了解,而不只是听老师说水是蓝色、土是黄色。因为这种从不健康向更加健康的颜色转变,是发生在某个特定的病人身上的,有着特殊的生活背景,且发生在这个病人的特殊生命阶段。颜色也将与我们在理论和实践中学习到的五行的其他方面联系在一起,为我们对五行的理解增加内涵和深度。

五行针灸师的困难之一在于,教科书上的知识无法帮我们区分皮肤上的颜色,或识别特定的声音或气味。就连每个人在不同时刻都会出现的情绪,也很难区分,比如,究竟何为怒,何为恐,为何这种怒或恐是木特有的,而另一种是火或水特有的?

用抽象的方法去描述绿色是很困难的,但一旦你看到病人在治疗后呈现出更健康的绿色，你就永远不会忘记它。当病人在你扎针的时候突然笑起来，你也很难忘记火的情感。曾有很多年，我都很难分清土的黄色、木的浅绿色和金的灰白色。因此，我至今还记得第一次看到土的颜色时的兴奋之情：当时我把一个病人从金改为土治疗，第一次清晰地看到颜色变成了淡黄色，病人的面部仿佛饱满了起来，像饥饿得到了满足一般，我后来认识到，这是土得到了治疗后呈现出的标志性状态。这是我尝试了好几个月的结果，是我成长过程中令人振奋的转折点。最近，我也注意到自己能更快地察觉到水隐藏在声音中的恐惧。从那以后，我经历了许多这样的时刻，希望前方仍有许多这样的时刻，为我的五行针灸生涯带来持续的挑战。

我还将在这里提到一种五行针灸中比较特殊的诊断方法，它与感官和情感信号不同，与西医认可的诊断技术有一点关联，那就是复杂的脉诊，它在针灸中已历经了很多个世纪的发展。西医用手腕处桡动脉的搏动来计算脉搏，在五行针灸的诊断中，桡动脉的搏动能提供令人惊叹的精确信息，不仅能反映心脏和血流，还能反映所有其他脏腑的能量状态。

如果回到五行能量在体内如环无端地运行的画面，需要再引入一个与现代混沌理论非常吻合的概念，即整体中的每个部分都在复制着整体，造就了如此多个与宏观世界相呼应的微观世界。这就解释了为什么一根头发就能提供我们全部基因结构的信息，我们现在可以将其延伸到针灸对人体能量循环流动的理解。这种能量流动，虽然看上去在产生肾和心、骨骼和肌肉的过程中分成了不同的部分，但由于能量本身就包含了整体的所有信息（西方科学家称之为基因信息），因此，形成身体部位与其对应的情感、精神部分的每个细胞，都保留着整体的回声。手腕、颈部或脚踝深处的动脉发出的回声，与整体有着最强烈的共鸣，为针灸提供了一种最独特的诊断方式：有关脏腑相对强弱的信息，通过血液传递到了身体和灵魂最遥远的部位。西医以一种更简单的方式认同着这一点，认为手腕处的脉搏能提供某种信息，但西医只能从脉搏收集到非常基础的信息，而针灸师对手腕处的不同能量进行触诊，这种特定的诊断方式所能收集到的信息，可能比西医或护士收集的信息都要深刻许多。西方较为粗略的脉诊技术与这种高度复杂的诊断方式几乎毫无共同之处。

脏腑通过血液源源不断地传递着信息，当我们把手指放在手腕桡动脉的不同部位，用不同的手指在不同深度进行触诊，就可以解读这些信息。多年来，不同的针灸流派对脉象有着不同的解读，但这一诊断技术的要素一直保持不变。

解读脏腑通过血液传递的微妙信号，是一项需要很多年才能发展到最高水平的技能，但经过三年的学习和充分练习，学生们就会有足够的敏感度去解读其中最重要的信息，并结合五行发出的感官信息，为病人制定出治疗计划。随着经验的逐年积累，我们将变得越来越敏锐，越来越能精确解读各个脏腑以这种方式发出的高度微妙的信号。治疗后，这些信号会发生变化，我们的指尖常能立即检测到这些变化的本质。我们已经看到，解读感官或情感信号的变化时用的是其他方法，在此基础上，我们还增加了脉诊作为补充。我的指尖如能通过脉诊获取准确的信息，将指导我为病人选择某种特定的治疗方案，然后帮助我评估治疗是否改变了不同能量之间的平衡，以及是如何改变的。

敏锐的感知力和觉察力需要勤奋的练习。课堂上的学习只如蜻蜓点水，之后则完全取决于我们的临床实践和深入钻研。最具挑战的时刻是，当我们独自面对病人时，唯一可以依靠的便是我们的感官和手指*。这时，我们多么渴望有教材可以查找，或是有标准的治疗方案可以依靠。但是，面对每个新病人身上的未知，我们必须熟悉那种深深的不确定。这样的时刻将永远存在，即使经过多年的临床实践，这仍是我治疗中最具挑战性的部分。

---

* 译者注：五行针灸诊断强调"放下思维，进入感官"，其中的"感官"即觉，指的是听觉、视觉、嗅觉，以及对情感的感知，但不包括手指的触觉。

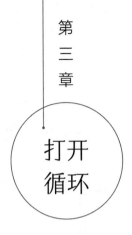

第
三
章

打开
循环

病人和治疗师的关系，就像求助者与助人者，二者的相遇具有潜在的深刻意义。那么，他们要如何共同开启这段相遇呢？我们与病人建立的关系珍贵而罕见，之所以罕见，是因为我们很少有机会与他人像与病人那样亲密。即使是和最心爱的伴侣、亲戚和朋友在一起，我们也常常觉得只能展示自己的某一面，不然就会让他们受伤或失望。那些拥有幸福的第二段婚姻的人不会向他们的新伴侣透露第一次婚姻留下的痛苦，因为害怕对方难过或不理解。对不同的朋友，我们表现出不同的一面，却总把最深的体验留给自己。只有当面对这样一个人的时候——我们的日常生活没有任何交集，这段关系存在的目的就是为了不断修补那些关系的裂痕——我们才终于敢做真正的自己。治疗师也享此殊荣，被允许进入这段潜在的灵魂与灵魂的纯粹邂逅。这段邂逅始于医患间的第一次接触，在患者的一次次治疗中得到延续，并随着治疗师对患者的深入理解和患者对治疗师树立起全然的信心而不断加深着。

医患之间的初次会面，首要的目标是什么？患者的目标相对简单，我们可以假设他们来是因为他们认为针灸能以某种方式帮到他们，尽管他们或许还不十分清楚是什么方式。作为针灸师，我的目标要复杂得多。从本质上说，我必须评估病人的平衡状态，找出任何不平衡的地方，并制定治疗计划来纠正它们。我将需要调动迄今为止学到的所有知识，利用与病人相处的时间，为五行的诊断绘制出大致的轮廓，在这一过程中，我将慢慢看清五行为病人身心涂上的不同阴影。了解病人将是一个漫长而富有挑战的过程，最初的接触只是其中的第一步。第一次的治疗将主要针对我对病人主导一行做出的初步诊断，只有当我看到这一行出现了得到扶持后应有的变化，我才会确定这一诊断。

为了阐明这些最初的关键步骤，我将描述我与一位病人的初次会面，在众多的病人中，我选择了詹姆斯*。在我第一次和他会面时，我想邀请你，带着你目前学到的有关五行针灸的知识，跟着我进入诊室，并在观察和他在一起的我时也牢记这些知识。你们已经知道，在我的眼中，他的身体和灵魂都是由赋予他生命的五行塑造的。你们也知道，一旦发现有失衡之处，我的任务就是尽可能地使它恢复平衡。你们还知道，我将主要依靠我的感官和我对病人的情感反应来做到这一点，而这些将最终帮助我诊断出，是五行中的哪一行为他赋予了最独特的个性——我将其称为护持一行。你们会知道，这是我将集中治疗的一行。你们也会对此稍有了解：这特殊的一行是如何既为祝福又为诅咒，它为病人提供了特殊品质，但当平衡转为失衡之时，这些品质就变成了缺陷。

带着这些不同方面的理解，我们来到了这第一次会面。请越过我的肩头观察我所做的一切：与他交流，倾听他，邀请他分享他的秘密，建立他对我的信任，打开所有感官仔细观察他，感受他的经历在我内心深处引起的共鸣，并利用自身的反应来确定他的需求。观察詹姆斯对我的问题的反应，也观察我对他的回

---

* 注：在我给出的所有案例中，为了尊重病人的隐私，我改变了他们的姓名、部分病史、部分症状，有时还改变了他们的性别。读这些案例时，他们可能都不知道写的是自己。

答的反应。这些反应会以某种方式让你感到惊讶或不安吗？在他呈现给我的故事里，有不合理和不和谐的地方吗？人人都戴着面具，那么我是如何知道面具会在什么地方滑落一点，显示出后面真实的他？在我们认为应该向他人展示的那个"我"——事实上也是我们总向自己展示的那个"我"，和真正的"我"之间存在着一道鸿沟，正是在这里，我们期待患者的护持一行来逐渐展示自己。

我的提问将触及那些我们试图隐藏，或只向最亲近的人展露的领域：我们的恐惧、自我怀疑、破碎的心和不幸的童年。向一个我们几乎不了解的人这样袒露自己需要勇气，且不论我的提问有多温柔敏感，这场初次会面都将向我们内在的五行施加独特的压力，用某种方式迫使五行显现出来。

请观察我在诊断结束后拿着笔记坐下来，仔细检查第一次会面的每个方面，从我写下和记住的每个细节中获取尽可能多的信息。请倾听我的思考：我对他的印象，我对詹姆斯为人的看法，他是什么样的人，他想从生活中得到什么，他为什么来找我治疗以及他希望我能做些什么来帮助他。请跟随我的思路：我评估自己的感官印象，试图确定每一行是否失衡。请观察我随后为他制定治疗方案时所经历的每一个阶段，然后观察给予治疗时的我和接受治疗时的他。请参与我的怀疑和询问，看我如何处理这些不确定性，如何把我的想法转化为治疗。

　　我的感官最初感受到的关于五行的线索可能相当微弱，或许仅仅是对颜色或者气味有一点感受。但慢慢地我会感受到更多，再结合其他线索，我将能收集到足够的信息来指向某一行。当我开始治疗时，画面将变得更加清晰，因为当我们集中治疗一行时，将通过这一行和其他四行的反应，向我们揭示这一行对五行总体健康的重要性。

　　我也必须意识到我所承受的压力。这些压力包括我们都会体验到的不确定性——每一次新的会面，都包含着我们需要去面对的未知——在这一点上，患者和治疗师是一样的。如我们所知，病人对我的期望很高。我能满足他的期望吗？如果失败了怎么办？治疗的最高境界是帮助他人实现人生转变，这也正是我为自己设定的任务，但如果我无法完成该怎么办？这确实是我对自己提出的一些要求。有时，我可能把目标定得太高，常常要求自己做一些不可能的事，因此很容易因无法达到而变得灰心丧气。关于每次治疗能让每个病人发生多少改变，我需要对此有一个现实的认识，降低对自己的要求。医患之间的关系可能向其中一方倾斜，这取决于双方对这段关系的参与程度，以及他们对彼此的期望是否实际。因此，当我和詹姆斯第一次见面时，迎接他的，是独一无二的我，正如詹姆斯也是独一无二的他。

　　在与詹姆斯的第一次会面中，我对他有了哪些了解？詹姆斯今年 45 岁，有 3 个心爱的孩子，20 年并不幸福的婚姻，现在对妻子是一种无所谓的态度。他向我寻求帮助主要是想治疗膝盖、手指和腰部的关节疼痛。他的体重问题更是加重了他的各种症状。

他似乎想考验我，一开始就对我发起了尖锐的挑战，而我必须足够机智，才能做出适当的反应。我想我肯定做到了，因为在对他最开始的挑战进行还击之后，我就意识到，我在某种程度上通过了考验，因为我们交谈的气氛很快就从第一次的尖锐转为愉悦。不知怎的，我觉得自己成功地通过了他给我设置的障碍。这一切都发生在几分钟之间，在这短暂的交锋时刻，我们互相评估，他掂量着我是否值得他的信任，我知道他在这样做。片刻之间，我们开始进入某种关系，连接建立起来了。

最开始我们之间到底发生了什么？我们俩问了同一个问题，但各自的意思不同。他实际上是在问："你是什么样的人？你能帮到我吗？"而我是在问："你是什么样的人？你想从我这里得到什么帮助？"我们交换的每一个小信号，就像所有人与人之间的信号一样，都透露出我们双方的一点信息。他一开始就向我发起了挑战，"天呐，几年不见，你变了好多"，这向我表明了他控制的需要。我不知道他是不是想让我难堪，让我有些措手不及，因为他尖锐的语气显然暗含着对我外表的批评。

如果必须回答，我该怎么回答？这时，我需要迅速找到反击这种批评的最佳方式，证明这并不能影响我。我可以不予理会，也可以一笑了之，还可以表现出一丝愤怒。我很快就回了一句："好吧，我们谁也没有变年轻，不是吗？"他话语中那股毫无疑问的嘲讽就这样被化解了。他笑了，放松了下来，似乎很高兴他的挑战得到了回应。这段飞速发展的关系朝着积极的方向迈出了第一步。很多人可能第一次见面就被他的直接弄得惊慌失措，而我却并没有，我想，他大概觉得我这样的人是值得信赖的。我回击了他，而他似乎很喜欢。

在我们遇到任何一个陌生人时，类似的举动和质疑常有发生，而每个人的需求都各不相同。或许这位病人想让我表现出一丝气恼。在正常的社交中，这类评论很可能已经导致了对别人的伤害，如果他坚持用这种方式聊天——我怀疑这是他的惯常态度——他会遭到对方的愤怒和防御。但我感到，他其实需要我去划定一个界限，而我的回答实际上也是对他的一种声明："你可以走到这里，但是不能更远了。"一旦划定了这样的界限，气氛就明显变轻松了。他看上去自在多了，不那么浑身带刺，而是和我一起笑了起来，很放松。他的反应表明，我给他的显然是他所需要的，他的笑就是证明。

对这样一件小事进行如此细致的讨论，看起来有点过，然而，在与病人的会面中，尤其是那些最初的"共舞"时刻，没有什么是无关紧要的。他试图挑战我，试探我，看我能在多大程度上控制局面。我的回答显然让他觉得满意。这些交流并非都出自语言，但我得到了很多可以帮助我确立诊断的信息。

五行在詹姆斯身上留下了怎样的印记？他是如何帮助我们去阐明那些非常复杂且具有挑战性的问题的？当我在后面的章节中依次讲述每一行时，我们会发现，詹姆斯发出的许多信号都逐渐指向了木的方向。我可以看到，他的肤色呈现出灰绿色；他的声音清晰而有力；他的气味尽管有着木的气味所应有的新鲜基调，但也带着植物轻微腐烂的气味，且起初非常浓烈，这也显示出他失衡的程度。第一次来治疗时，他表现出了相当低的容忍度，接近于我们通常所说的易怒——我们称之为"怒"。他动不动就发火，动不动就下结论，对别人的缺点就像对自己的缺点一样不能容忍。正如我们第一次见面时他表现出的那样，他似乎并不乐意忍受傻瓜。所有这些都指向木这一行。

几次治疗后，他告诉我，他感觉身体变轻了，手指在寒冷时不再发白，腿部的血液循环改善了，他的脚在晚上能保持温暖；他的皮肤看起来更健康了，眼睛更明亮了，体重也减轻了。我感觉他现在不那么容易激动了，也没那么挑剔了，他的评判也变得更加公正。他努力不让自己麻烦到我，尽管我能在他身上感受到悲伤，但他对自己的悲伤总是轻描淡写，只希望我尽快治疗来帮助他；他淡化着过去和现在的艰难生活，并没有多谈。除了告诉我事实，他既不想回顾过去，也不担心未来。他关心的是如何应对今天，并确保他的家人今天是快乐的。过去的都过去了，他想让生活继续，希望我能在这方面帮到他。他和我的关系是相互尊重，而不是依赖。他保持与我平等的权利，但也允许我在自己的专业领域工作，因为我知道自己在做什么——对于这一点他显然是认可的。他能大方地承认好转——在这么短的时间里已经有这么多方面都好转了。他简单而直接，让我觉得很好相处。

上一次治疗时，他蹦蹦跳跳地走上了治疗室的楼梯，我俩都注意到了这一点。总而言之，我们双方都认为这是一个令人满意的治疗开端，这样的开端，是我希望能在所有的病人身上看到的。再接受几次治疗，我怀疑他就会离开，迫不及待地开展他的生活，并会很高兴在治疗的促使下，他不用再过多地考虑自己。

在之后的章节中，大家会看到，他的很多行为和话语都指向木这一行，因此，我几乎像画漫画那样，刻意放大了他的某些方面，以帮助读者们将五行循环中的这一环看得更加清楚。尽管每个人都是五行俱全的，但为了避免混淆，我并没有将詹姆斯发出的其他行的信号包含进来。我在他的脸上看到了一抹红色，他的声音中偶尔出现的笑意最初也让我怀疑他会不会是火。需要观察疗效才能确认他是否是木。当我们继续讨论其他行时会发现，如果詹姆斯是火、水或除了木以外的任何一行，那么我所描述的那些木的指征就不会存在了。

詹姆斯将永远通过这个特殊的滤镜来观察这个世界。我们可以说，对他而言，世界永远沐浴着春日的明亮绿色，我们稍后将了解到，这是木最喜爱的栖息之所。

▼　五行的滤镜

我们现在需要更详细地来看，我给詹姆斯的治疗是如何帮助他驾驭内在五行的强大力量的。我曾说过，五行形成了一个滤镜，它为我们将万物过滤，我们经由它与外部世界互动。对每个人来说，有一行充当着我们的私人滤镜，为我们观察、感受和所做的一切增添了独属于这一行的色彩。现在我们需要更仔细地了解这个过滤过程，以帮助我们更好地理解五行是如何在我们内部工作的。

我们需要再次放下西方世界对人类的看法，即将人类视为某种独立的存在，仿佛与其生活的世界是割裂开来的。与第一章中的达·芬奇素描和针灸经络穴位图类似，生理学和解剖学书籍更加让人们认为身体是孤立的，它们都将人体描述成了一个独立的、可以在空间中来回移动的形象，仿佛无论是那个空间对人体、还是人体对那个空间都没有任何影响。

我们知道事实并非如此。正如我说过的，如果我早上 10 点从春天的英格兰出发，晚上 10 点到达冬天的莫斯科，我的身体就会像被连根拔起的树一样，发出不满的哀号。人类也像树那样，不仅通过根系与脚下的大地相连，还与周围的空间有着千丝万缕的无形联结，这样的画面，形象地将人类置于更大的整体之中，正如我之前描述过的那样。达·芬奇素描和人体经络图（也可扩展到我们所有的解剖学和生理学教材）应该显示的是，密密麻麻的线从我们的手指和脚趾发出，从我们表皮的每一个细胞发出，通向我们身外的宇宙，能量通过这些线从外界涌向我们，创造我们并穿过我们，然后再次离开我们，重新加入脉动在我们周围的所有能量，形成了一张联结所有、包罗万物的巨大网络。我们也不能忘记周围的无数其他生命，每一个都用辐射出的能量网络包围着我们。如果想要理解每次针灸针刺入穴位时产生的力量和深度，就应当将这幅图画记在心中。

每个人体内的五行，如同一张私人的交流网络，还像过滤器，将宇宙之力集中于每个人身上，针灸治疗也正是通过五行来维持或恢复人体的平衡。每个人独特的护持一行构成了这些宇宙力量的轴心。五行过滤器持续工作着，将外部世界流入的一切转化成我们可以使用的形式。我们利用自己的各种功能和结构，将来自外部世界的东西转变成适合自身使用的形式。物质上的营养如空气、食物和水，非物质的营养如他人的想法和感受，所有外来之物，都必须转化成我们可以识别和吸收的，而这些经过了转化的物质又以呼出的空气、排泄物、语言和思想等形式回到了外部世界。无论是由内而外，还是由外而内，所有的一切，都必须经过人体的过滤，才能为我们所用，然后再经过重新处理，才能排出体外，为外界所用。

例如，我们的大脑必须将接收到的信息处理成一种合适的形式才能理解。我无法像理解英语那样理解瑞典语，因为我还没有掌握必要的思维技能，将瑞典语的发音翻译成我能理解的信息。同样，尽管我们的灵魂能灵敏感受到任何接近它的信号，也必须是以一种它能解读的形式才能理解这些信号。

我们利用体内的多种机制来吸收和理解来自外部的各种能量和信息。我们所吸收的一切，在转化为滋养每一个毛孔的生命过程之前，都经历了复杂的转变过程。而每一个毛孔，也同样会将它们对外界压力的反应传递出去，提供能让我们正常运作和生存的信息。以类似的方式，我们学会理解别人对我们说的话，并理清大脑发出的所有信息，形成语言，被我们讲出，被他人听到。那些来自外部或者内部的信息，都需要经过人体的处理，再向内或向外传送；无论是我们还是周围的人，都在用"天线"接收、解读和再传输如此多的信号。

从针灸的角度而言，所有这些复杂的机制都受控于五行中特定的一行，身体的每个特定功能都受到其所属的特定一行的影响，并通过特定的经络从相关脏腑发送和接收信号。不同的五行肩负不同的职责，一些参与消化食物，另一些参与理清耳朵听到的话语，还有一些参与对情绪信号的反应。

现在，我将以一个简单的例子来阐述五行的转化作用，我们将看到一块三明治如何被一步步转化，最终成为能够为人体提供营养的物质。让我们跟随这一小块从美学角度来看有点丑陋的食物，看看它如何进入、通过并离开我的身体。这段旅程为我们讲述的，将是一个令人敬畏的美丽故事，因为它关乎生命的创造，关乎我们细胞的生命，而一切均始于制成这个三明治的没有生命的物质。我们生命的每时每刻，这种奇妙的转变都在我们的体内不断进行着。讲述这个故事的过程中，还将详细介绍每一行及其独特功能。五行的功能皆由它们所控制的每一官来执行，健康状态下，它们之间的协作如此顺畅，让人难以察觉，它们用各自不同的功能编排出一支和谐的生命之舞。其中，我还将更详细地为大家综述与每一行相关的脏腑。

从我将三明治拿在手中的那一刻起，五行便开始了它们的工作。因为在眼睛（木行之胆、火行之心）的提醒下，我的嘴巴已经准备好接受食物。我的味蕾（土行之胃）正准备着接受食物，而我的水这一行（肾和膀胱）正在把更多的唾液和胃液输送到我的嘴里，使我能够咀嚼和吞咽。在这段时间里，我继续呼吸着（金行之肺），每咀嚼一次，我都往口中的混合物里添加着氧气和水（水行之膀胱）。

　　我的嘴唇和嘴巴内部（土行之胃）忙着翻搅食物，牙齿（骨，水行之肾）咀嚼着，食道（土行之胃）一口一口地吞咽着。我的木指挥着它的肝计划何时吞咽，胆何时收缩和放松韧带，使食物得以吞咽。而我的火温暖食物，使其与血液同温。

　　当这种半加工的食物从食道下降到胃（土）时，所有参与其下降过程的脏腑都提醒胃和小肠（土和火）准备接受食物。再由小肠将其进一步细分，将其中的营养物质分解得更加精微，使其能通过细胞膜进入血液，再进入心（火），而其中的糟粕则以粪便或尿液（金之大肠和水之膀胱）的形式排出体外。

　　纵观这个起自体外，通过我的嘴、食道、胃、肠，再次排出体外的旅程，所有的脏腑持续行使着自己的功能：计划、决策（木），温暖、荣养血液（火），运化（土），充气、排泄（金），以及润滑（水）。事实上，我们很难将它们的复杂功能区分开来，我们会把脏腑看作是互相关联的个体，把每一官均看作这一复杂配送网络的中心。而在处理情感的过程中，所有不同脏腑的功能也共同参与进来，并且也同样复杂，只是不如身体层面这般显而易见。

　　我这里所描述的，是五行的所有功能处于平衡和相互支持时的状态。如果任何一行出现失衡，这个食物进入口中、血液中的营养成分流经心脏、糟粕得到排泄的和谐循环就会被打破。如果金出现失衡，则意味着咀嚼时呼吸会吃力，出现呛咳（肺有问题），或者食物从嘴巴到胃的过程中无法被消化（土，脾胃出现问题），或者肠道无法正常排泄糟粕（金，大肠出现问题）。木如果出现问题，食物从嘴到食道再到胃的顺畅运送过程将出现延迟，也会妨碍我们的眼睛看向食物并引导食物进入嘴巴，还会使食道的收缩出现异常，等等。水如果出现问题，所有这些活动则都会出现润滑不足或过度的问题，导致口干或唾液分泌过多、胃酸不足、便秘或腹泻。火的失衡会影响我们保持所有这些过程的温度及恰当筛选营养物质的能力，无法确保只有纯净之物才能通过血液到达心脏。而位于我们中央之土，正如我们将在后面的章节中看到的，在整个食物从口腔到肛门这一旅程的所有活动中起着枢纽的作用。

如果将这个例子加以扩展，则可以涵盖我们生命中包括身体和灵魂在内的所有活动。这一切都需要五行之间的和谐协作，因为只有互相协助才能保持平衡。在某种生命活动中，可能有一行任务最重（金吸收和放下，土消化，火温暖，木行动，水流动），但没有其他行的帮助，哪一行都无法正常工作。

除非我们是营养师、生理学家或内科医生，否则，我们会将这些异常复杂的过程视为理所当然，但它们极其复杂，以至于我仍然惊讶，它们竟然只是偶尔出现问题。我们可以不咀嚼就吞下大量食物，在夜间这样不利于健康的时间吃饭，长时间节食后又暴饮暴食，而我们的身体却总是设法应对这种虐待，只有在无法承受时，才会以胃痛、消化不良、肠胃胀气或反酸烧心来抗议。在情感上，当我们处于一段破坏性的关系或不和谐的工作氛围中时，起初我们还能勉强应对，尽量保持平衡。但最终，五行会在重压之下屈服，让人察觉到它们的痛苦。我们必须注意，这些抗议是失衡的第一个警示信号，如果放任不管，将最终导致疾病。

▼ 五行的信使

现在，我们需要回到针灸针的作用部位——躺在治疗床上的身体，并记住那些贯穿身体上下的能量通道。正如我们已经了解到的，中国古人为每个器官赋予的功能远超西医，并将器官拟人化。我们延续这一传统，称每个器官为"官"。它们就像古代君主身边的文武百官一样，各自承担着一定的职责。各器官共同组成了一个团体，一个身体和灵魂的王国，它们各司其职，各守其位，为整体的健康和福祉贡献着自身的力量。

中国古人还认为，器官具有更为复杂的层面和更加精细的功能，他们很早就认识到了器官与精神和情感的联系，例如，怒与肝有关，爱与心有关。尽管西方人在说诸如"心碎了"的话语时也包含此类意思，但中国人在这方面的理解如此精炼，远远超过了西方人，他们为每个器官赋予了各自的情感领域。

每一官都与它所属的一行密切相关，并代表着这一行不同方面的特征。在讲解每一行和吞咽食物所涉及的器官时，我们已经谈到了其中的一些。现在，是时候将它们的功能放在一起讲解，看它们在健康时，是如何互相支持的。

总共有十二官，每一官都有其特有的功能，五行正是通过这些官的功能在我们体内发挥作用。每一行都有一阴一阳两条经络，其中，火有两对，土、金、水、木各有一对。这样就有六条阴经、六条阳经。每一条经络都与特定的一官相连，其中十条经络分别与十个官相连，其余两条则与属火的两个功能相连，这样一来，十二条经络就与五行的十二个特殊方面建立了联系。经络好比使者，将十二官的指示传达到身心王国最偏远的地区，并最终传递到每一个细胞。

我之前说过，当我们呼吸以滋养肺部时，宇宙也在吸入我们所呼出的，并呼出我们所吸入的，形成一个永恒的"∞"字循环。我们也摄入和排出着所有其他的能量用以滋养所有官，这让每个人都成为一个异常复杂的再循环设备，这不仅包括空气和食物这样的物质，还包括思想和感情。十二官为这一循环工作的开展提供了不同途径。

我们还必须记住，经络所经过的身体结构以及它们所属的器官，都是由在这些经络内流动的五行能量所创造的。我们在第一章的针灸图中看到了经络是如何在体表循行的，而在更深之处，它们与十二官相连，并以十二官的名称命名。

正是有了经络分布于体表的各个特殊部位，我们才能用针灸针对经络进行干预。这些体表的特殊部位被称为"穴位"，在针灸经络图上以经络上的点表示。每个穴位都形成了一个从体表网络进入内部深层结构的入口。穴位也形成了一个个沿着经络间断分布的小小开口，能量在此处聚集，并通过它流经和出入经络。每个穴位皆有强大的力量，与那张塑造我们身体和灵魂的能量网络相通，它们所蕴藏的巨大潜力，使我们如果在某些特定穴位上施加压力，便能像武打片中那样置人于死地，或者像助产士了解到的那样，让胎儿在子宫中的胎位发生转变。每个穴位反映着能量的不同特质，并具备某种独特的功能，古人赋予每个穴位独特的名称，蕴含着它的特殊作用。

如果仅从经络图上看，穴位在经络上的分布似乎是随机的，然而并非如此。经气在经络中循行时，滋养着经过的各个身体部位，而在各种不同组织、结构相遇之处，则正好有穴位分布，以鼓励经气顺利通过和翻越这些障碍。因此，所有经脉在遇到流通障碍之处，即关节与关节、筋与筋的连接处，如膝关节、肩关节、脊椎或颈项，皆有重要穴位的分布。穴位还能促进流经同一部位的不同经络之间的联系，当不同经络相交于某个穴位时，这个穴位的特定功能，将因其他经的经气影响而得到加强。

但即使是同一条经上仅相距半寸的两个穴位，功能也可以完全不同。

最重要的是，我们的身体与天地相接触的部分——伸向天空的双手、踏着大地的双脚，皆为重要穴位最密集分布之处。每根手指和脚趾，都成为天地之气的接收器，而分布在此处的穴位，亦成为体内之气通向天地的出口。

每个小小穴位都将吸纳由特定经脉带至此处的经气，其特定功能，就蕴含在其独特的名称之中。针灸师水平之高低，在于能否将这份对穴位独特作用的领悟，转化为对眼前之病人有所助益的治疗，让病人在生命的这一天、人生的这一步得到最恰当的治疗。

如果大家见过一个内科医生、专科医生或整骨师开出一套治疗方案，而他的同事开出的方案却完全不同，就不会觉得惊讶了。事实上，一个医生建议卧床休息，另一个却建议锻炼，这并不罕见。从某种程度上讲，所有的治疗决定，无论其理论基础如何，在很大程度上，都受制于人们对临床数据的主观解释，在这一点上，针灸和其他学科是一样的。

虽然随着时间的推移，针灸穴位已被证明是天人之气交流最集中的部位，但每个呼吸的毛孔，亦是微小交流发生之处。这便解释了为何在许多治疗方法中，都会用触诊的方式去感知皮肤紧张的部位，从而采取有效的治疗比如按摩来纠正能量失衡，且穴位按摩师在触诊时，与针灸师使用的是同一套经络系统。这也是为什么我们本能地知道，用手指按压可以缓解头痛。我们的手指最终会找到一个最疼的穴位，然后用施加压力的方式将积聚的能量分散掉，就像针灸针所做的一样，只不过扎针的方式比指压更为集中。

有趣的是，治疗师对治疗的潜在力量理解得越深，持针的手指就越能有效地将积累的经验带至那个穴位。我们称之为"医者之意"，这就是为何两个不同的治疗师使用同一个穴位，或者同一个治疗师在其执业生涯的不同阶段使用同一个穴位，会产生不同的效果——一个使变化和转变发生，另一个则收效甚微。当治疗师越来越领会到针刺入穴位产生的力量时，"医者之意"在治疗中所起的作用将越来越大。"意"越深刻，就越有可能驾驭这种力量，使治疗深入；而另一位"意"不足、技术不纯熟、不够开放的治疗师，则可能否认这种力量的存在，或在操作时犹豫不决。就实际操作的层面而言，治疗师在进针时也会更加笃定，能利用自身体内的能量，将经气更集中地带至那个穴位。在这里，医患彼此的能量加强了治疗的力量，这两种力量的相遇，创造出了一加一大于二的效果。治疗师对他能够以此方式影响治疗领悟得越深，疗效就越佳。

这个由五行分为十二官，再细分为一个个穴位的能量系统，达到了令人敬畏的复杂程度，相当于西方医学对身体结构层层深入的认识。如果在这个复杂结构的每一层上，将更深层次的灵魂交织进去，我们就建立了一个象征性的代表，反映了人类的复杂性。

那么，当我们把针刺入穴位时，到底会发生什么呢？我们首先要了解的是，每次进针都会以某种方式影响经气在这条经络中的运行。针刺的一些作用包括：对某一行进行补或泻，将经气从一行调动至另一行，调动经气以满足患者不同层次的需要，以及在特定的季节或时辰调动大自然中与之相应的能量。

针灸的技巧性体现在，治疗师如何理解患者当下的需求，以及如何选择合适的穴位。不同的针灸流派都有其独特的选穴方式。针刺都是最主要的方式，除此之外，有些流派可能会加上服用草药或者用点燃的艾炷温暖穴位，这种技术叫作艾灸。这就好像每一个针灸流派在翻译病人所说的话时，用的是略微不同的语言，尽管它们都根源于同一语种，就像英语和法语都属于拉丁语系，但英国人不经学习是无法听懂法语的。因此，不同的针灸流派往往很难遵循彼此的治疗选择，尽管所有流派的选穴都来自共同的根源——普遍公认的穴位。

每次治疗时，都有全身上下的所有穴位可供选择，传统上共有 365 个。还有很多属于这些之外的穴位，但很多穴位很少使用。临床中，我们只使用这些穴位中很少的一部分，即那些经过传统与实践证明确实有效的穴位。每个治疗师都会建立起自己喜欢的穴位名单，但对所有治疗师而言，有些穴位是这个名单中的基本组成部分。每个针灸师都会把他对穴位的理解和经验加到数千年积累起来的穴位知识宝库中。

除了护持一行上的穴位，我们还可以使用其他经络上的穴位。运用不同的针刺手法，可以将经气从其他行调动过来，或将经气传递给其他行。只有当我们健康而平衡、内在五行能充分滋养身心时，我们体内的能量才能以木、火、土、金、水又回到木的顺序流畅传递。如果这种平稳的流动受到干扰，一行或几行就会表现出痛苦，并将在某些方面无法履行本应承担的职责。此时可以用针灸重新建立它们之间的联系。治疗也可以利用大自然在一天的特定时间或一年的特定季节释放的能量来滋养五行。我们之前提到过，消除时差影响的治疗所利用的正是这些能量。如果在与我们集中治疗的这一行相关的季节或时辰内治疗，效果将会增强。

还有一大类最特殊的穴位，它们与病人的精神直接联系，具有更深层次的疗愈之力。早在古代，它们就已被赋予魂门、劳宫、丰隆或灵墟等名称。如能得到正确使用，它们将为治疗在不同的层面有所助益。

在集中治疗护持一行时，我们也会利用其他行的某些方面来扶持这一行。很多情况下，五行并不能像应该的那样互相滋养。其中一官可能出于多种原因持有过多能量，也许是因为自己需要这些能量，不想进一步消耗；或者是因为自身不够强大，无法将能量传递出去；也可能因为自身太弱而不能从其他官那里得到能量，就像病人无法吸收健康人那么多的营养一样。这样的情况下，治疗旨在加强有关官的力量，使它们能够在整体的能量运行中重新占据适当的位置。我们选取的具有特定作用的穴位，将在针的作用部位使经络上的开口重新被激活。针刺所影响的，不仅包括这条经络内的经气流动，也包括这条经络所联系的身体内部，还包括与这条经络一起沟通表里、相互连接的其他经络。

病人对治疗师的信任程度，是决定治疗能否成功的最基本要素。医患之间必须建立起一条温暖的沟通渠道，治疗师才能通过它引导治疗的方向。两者必须彼此和谐，否则无论治疗想达到怎样的效果，都会遇到障碍，使这种创造性的流动减缓甚至停止，无法强有力地流向病人。如果病人对治疗师心存戒心，或缺乏信心，或在其面前感到不安，身体的防御机制就会建立起一道抵抗的屏障。由于我们应当将针刺看作是一种对内部经气流动的外来干扰，因此，无论这种干扰多么轻微，无论它的目的多么治愈，如果治疗师不确定这种干扰的动机或目的是什么，这种不确定都将触发病人的保护系统，从而以某种方式阻碍治疗。

在治疗之初，病人通常会对将要发生的事情保持警惕，这是可以理解的，病人需要时间，才能对治疗师和治疗建立起深度信任，只有建立在这样深厚的基础之上，治疗才能成功。治疗师技巧之高低，在于他能否快速将对病人的理解转化为语言和治疗。这样的理解，不仅需要治疗师有很强的洞察力，还需要有能力将诊断信息转化为良好的医患关系——在这样的关系中，医者能很好地回应患者的个人需求。

因此，治疗师和他的病人会影响治疗的性质和结果。现代物理学亦认为，做实验的人会对实验本身产生影响。因此，如果治疗师在进针的那一刻，能感受到他与病人都是"道"或整体的一部分，且二者之间有着深刻的连接，那么这样的治疗所产生的效果，将与不考虑治疗师之参与的治疗截然不同。

▼ 经气流动的模式

我们在之前的章节中看到，作为针灸治疗的基础，中国哲学建立在对宇宙秩序和模式的理解之上，而疾病则是因为这种模式受到了某种破坏。针灸治疗的核心在于准确找到这种模式的错位之处。我们首先需要弄清面前的是何种模式，理清其中的秩序，在此过程中，对患者体内的失衡做出初步诊断，再选择合适的治疗方案。因此，诊断的目的是发现病人经气流动的秩序和模式中的失调。在五行针灸中，我们要寻找的模式是以病人的护持一行及其需求为中心。我需要看到病人所表现出的身心神的所有痛苦，并试着把它们放入我所了解到的病人生活模式的背景之中。在这里，我需要利用我学到的所有知识，不仅包括五行的性质、十二官在平衡或失衡时的状态，还包括将十二官的指示传递到整个身心王国的经络循行路径，因为正是通过经气在经络中的循行，痛苦才能被我们感知。

　　有时，即使是针灸师，也很容易忘记身体层面之外的更深层次的失衡，但如果要理解病人的身体和灵魂所呈现的任何一种失衡的意义，就必须将它们谨记于心。例如，为什么有的人膝盖会肿，或者背会痛？如果单从身体层面来看，会认为这是水肿或脊椎轻微错位引起的。但我们还需要继续发问：为什么水肿会发生在那里？真的是椎体错位引发的疼痛吗？有时，B 超和 X 线扫描等的确能检查出一些身体上的问题，然而，脊柱严重侧弯的人可能根本不痛，而脊椎没有错位的人却可能疼痛剧烈。从针灸的角度而言，是流经脊椎或膝盖的经气的性质决定了这些部位是否存在失衡，或者决定了在这样一个至少从外面看上去很不健康的结构内，身体是否能保持自在。

　　因此，当我做出诊断时，会在脑海中会勾勒出一幅病人经络流动的画面。我会仔细观察他们所说的疼痛出现在何处，以及是否有潜在的原因使疼痛在那里出现。情感上的痛苦亦是如此。为什么会感到痛苦，以及为什么是这种痛苦呢？我会试图把所有这些信息结合在一起，让这个模式变得更有条理，从而加深对病人需求的了解。最初，这个模式只是一个大纲，在白纸上零零散散地记录了几笔。当治疗随着时间的推移更加深入，一个更贴近病人的模式会更清晰地呈现出来，一旦这种模式定型，病人每次治疗后都变得更加平衡时，我会将维持平衡的主导权交还给他自己的五行。治疗的最终目的是让病人不再需要我的帮助，因为我知道现在病人自己的能量已经足够强大，足以应对他们身上的压力，并且知道他们已经足够平衡，知道他们何时需要进一步的帮助。

西方所说的"身体疾病"是如何影响针灸中所说的"身体和灵魂"这一结构的呢？现在我将以几个案例来说明。或许可以采用案例追踪的方式，从初期开始，一直追踪到影响逐渐增大，直至引起病理反应。下面给出的案例旨在将之前讨论过的内容集中在一起，并提供一个实际的病例，以说明当患者带着各种症状而来时，针灸师会如何去看待和处理。

我列举的第一个案例是我的病人，她突然出现严重的牙痛，于是一边向我寻求帮助，一边等待牙医的预约。疼痛向上放射到她的鼻子，鼻窦附近又肿又痛。她注意到，如果按揉一下鼻翼附近，疼痛就会减轻一些。首先，我会试图把这种疼痛放在某种背景之下。有一颗牙齿可能会很敏感，还有可能形成了脓肿，但为什么会发生在这个时间，以及为什么会发生在这个部位呢？从五行针灸的角度而言，任何形式的疼痛都源于我们体内某处能量的失衡，而不是莫名其妙出现的。因此，我需要尝试着揭开这种能量失衡的原因。

流经疼痛部位周围的主要经络是属金的大肠经和属土的胃经，我的病人按揉后能缓解疼痛的部位刚好位于大肠经的最后一个穴位。这个穴位与位于眼睛正下方的胃经第一个穴位有直接联系。因此，这两条经的经气流动出现任何干扰，都有可能导致过多的经气积聚在病人正感到疼痛的部位周围。当五行处于平衡状态时，经气依次在肺、大肠、胃、脾等经络中顺畅流动，但在这里，循环受到了干扰。

这便为我们解开了一部分的谜团。下一步则是研究为什么会突然出现失衡，并导致疼痛。为了理解出现这一阻滞的原因，我们现在需要来看看金和土的特殊品质。我们知道，金专注于过去，弄清过去发生的事情对我们的意义；而土则处理思想，寻找支持，是我们内在的家。我知道，病人的生活中发生了一些很紧迫的事，对这两行保持平衡的能力是一种挑战，而突然发作的疼痛则可以被理解为一个向表面突起的泡沫，是一个向外释放的阀门，随着压力的增加，她需要向内看，并着手解决一些问题。

我所选择的治疗方法，能帮她将身体和情感上隐藏的冲突暴露出来。通过针刺鼻翼旁大肠经的最后一个穴位和眼睛下方胃经的第一个穴位，大肠经和胃经之间被阻塞的通道被重新打开。

由于鼻子和眼睛之间的经气流动得到恢复，泪水立刻涌了上来，就像水龙头被打开了一样，她可以感觉到疼痛几乎立即消失。她的鼻子更通畅了，牙齿对碰触也不那么敏感了。还不到一个小时，她就根本感觉不到疼痛了，于是她取消了牙医的预约。

针刺这些穴位后，不仅让身体上的疼痛得到缓解，也让这两行之间重新建立了深层联系，随之而来的是好几天的情绪上的起伏，然后她才有力量去处理被治疗释放出来的困扰。值得注意的是，扎完针后不久，她就哭了，我和她都意识到，她因家庭关系而积聚在心中的悲伤，终于在此刻释放了出来。她的土和金之间的关系不再紧张，而是恢复了五行在平衡时的和谐互动。

经络的阻滞最终导致了牙痛，这表明她无力或不愿面对生活中发生的某些事情，尤其是与她的家（土）以及过去（金）有关的方面。确切地说，属金的大肠和属土的胃都经历了不适，大肠无法释放过多的不安，胃则无法处理正在发生的事情。牙痛发生在这特殊的一天，发生在她生命中这个特殊的时期——把牙痛牢牢放在这样的背景之下所进行的深入分析，为我和病人提供了一个更满意的解释。

如果从纯生理的角度看待牙痛，会不可避免地导致她的牙医采取一些更激进的干预措施，而非我所做的针灸那般精细，而且可能并不能缓解疼痛，因为很多牙痛根本无法查明原因。但针灸师也要提防一些陷阱，如果我们对疾病的看法过于简单化，过分依赖心理或情感上的解释，可能会导致一些并不可靠的结论。对于那些比牙痛更严重的疾病来说尤其如此，诸如"过度愤怒可能是导致癌症的原因之一"的说法，会给已经被疾病压得喘不过气来的患者带来负罪感。

其中的因果关系并没有这么简单或明确。要是那样该多好！让体内能量发生重大崩溃，从而导致癌症、严重心脏病或严重抑郁症的，绝不仅仅是愤怒、无法处理悲伤等单方面的原因。重大疾病的发生，常常意味着身体和情感等方面的平衡已经遭受了普遍的、长达多年的侵蚀，而且还会存在一些外在的病因，比如饮食或环境污染，使身体维持平衡的能力受到了严重损害。尽管如此，作为针灸师，我们认识到一些最初的、根本性的原因就隐藏在五行之中，这是核心，最终会产生越来越严重的失衡，并最终导致身体正常防御机制的崩溃。到了那样的程度时，所有失衡都有多种原因，因为十二官本应和谐合作以维持健康，它们的协作能力一开始只是减弱，后来则逐渐变得更弱。

之所以选择牙痛作为案例，是因为它非常简单，可以将它作为起点，去探索我们如何看待失衡的原因及其在身体和灵魂中的表现。我将再举一个案例，尽管其根源不一定在身体，但有身体上的表现。我一个病人前来治疗时显得非常愤怒，告诉我他觉得治疗一点都没有帮到他。他的愤怒让我有些吃惊。这个年轻人一直都很温和，对治疗反应良好，经常告诉我治疗如何帮他恢复了平衡。抨击来得如此突然，且如此出人意料，作为针灸师，我不禁把所有的天线都竖了起来。我的第一反应是"木的阻滞"！因为我们都知道，愤怒是木的领地。这位病人的护持一行是火，这种对抗性的愤怒是火行人身上很少出现的，因此我立刻警惕了起来，仔细观察着木的能量是否受到了某种干扰。

木的失衡可以表现为能量的太过或不及，这取决于它是被剥夺了经气，还是它正在剥夺另一行的经气。火其中的一条经，与胆经在侧面相交接，从它位于头侧部的出口穴将经气传递给胆经位于目外眦的入口穴。而木的下一条经——肝经，则把经气从肋骨下缘的出口穴直接传递给肺经位于胸腔上端的入口穴。他的脉象告诉我，是肝经与肺经之间的经气发生了阻滞，因此，木的两官肝和胆的脉过盛，而金的两官肺和大肠的脉虚。这位病人罕见的愤怒爆发，是木的情感受到压抑的表现。同样，我所需要做的就是针刺肝经的出口穴和肺经的入口穴，重新建立起木和金之间经气的顺畅流动。

针完之后，病人立刻长舒一口气，这表明肺现在可以得到新的经气了，他脆弱而愤怒的感觉减轻了些，变得更加柔和，对我也不那么咄咄逼人了。我们讨论了上次治疗后他的生活中发生了什么，结果发现，他在工作中被迫去管理一个他很害怕的人。实际上，可以说为了避免工作中的冲突，他的木阻滞了自身的经气，并在一个更安全的地方将被压抑的愤怒表达给了我。而被剥夺了经气的金，也让他深感愤怒，因为他在我面前表现得仿佛没有能力去处理这种情况，我们将在之后的章节中看到，这对金而言非常典型。

当经气被阻滞时，也会表现为五行发出的其他感官信号的变化。对于我这位病人的情况而言，他的声音变得高而尖，让人想起木的呼声；他的皮肤颜色带着一种金失衡时的白色与浅绿色相混合的颜色；他的气味也不再是平时的焦味一行，以释放更多的经气给它的"子"行或"孙"一行。我还可以观察在护持一行所提供的特殊品质中，哪些是病人所缺少的，并在恰当的时间为病人选择能提供这些特殊品质的穴位。每个穴位的选择都非常个性化，每位针灸师都会根据他们对病人的了解，创造性地选择他认为病人当下所需要的穴位。这便是这门治疗艺术的奥秘所在。

中篇

循环之内

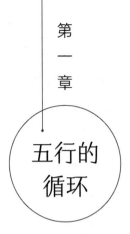

第
一
章

五行的
循环

现在，是时候将目光转向宇宙生命的表达——五行，看看它们在每个人身上有着怎样的体现，以及更深入地了解它们的不同品质。

探讨这五种自然力量的方式有很多。我们可以描写五行在自然、季节中的具体表现，也可以采用更抽象的方式，描述其包含着生长、衰退和重生等动态变化的五种特质。再靠近一点，我们也可以透过人类的棱镜去观察五行：我们的器官是五行之作用在生理层面的表达。而更深入一些，我们可以尝试去描述内在生命的所有表达——我们的情感和思想，它们的存在和健康，都归功于五行创造性的流动。对于每一行所占据的广阔领域，所有这些不同层面都为我们提供了一种进入其中的方式。五行有着各种不同的表现，作为治疗师，我们也可以为这些表现加入自己不断深入的理解，因为每位病人都能为我们的理解带来略微不同的侧重点，或是让我们对某些地方稍做修正，又或者为那里增添一丝困惑，让这里变得更加清晰。

五行之间独特的内在关系造就了每一个人，人之个性如此复杂，或许真的可以说，我们永远也无法真正理解每个人的独特表现，即使对自己也是如此，我们难道不是常常为自己的反应感到惊讶，为自己某些隐藏的动机感到迷惑，仿佛有一个步骤消失在了黑暗中吗？然而，作为五行针灸师，如果要用五行的知识来帮助病人，都必须对五行的运作方式努力构建出自己的理解，无论它们是多么粗糙和不完整。我在这里所写的仅代表了我目前对五行的理解，它们来源于我的临床实践及我对自己和周围人的观察，从中获得的每一个全新领悟，都加深了我对五行的理解。作为诊断的第一步，我会试图将病人放入某个合适的框架，但我能提供的仅仅是一张草图或轮廓，可以肯定的是，每个人都会以这样或那样的方式打破这些人为的界定，在这个我们称之为"主导一行特征"的基本结构上按压出自己的独特形状，并在上面留下自己与众不同的印记。

我们绝不能忘记，五行并非静态的力量，而是处于不断流动之中，在生长与衰退的无限循环中进行着难以察觉的变化。任何对五行的描述，对于这一不断变化的运动而言，都只能概括其中很小的方面；任何固定的定义，都无法触及五行之本质那流动的核心。然而，无论我们在尝试描述五行时有多么笨拙和不自然，我们都必须努力进入这一复杂领域，为那些生活在某一行的特定领域中的人所具有的共同特征勾勒出大致轮廓。在此书中，我将尝试用我的方式去描述五行，而那些留白，则等待每一位治疗师和人性观察者用他们的观察去加以填充。

我依次讨论每一行时，依靠的是多年来积累的知识、感受和经验，正是它们，让我形成了对五行的理解。而这种理解，也像五行一样处于不断变化之中，随着经验和实践的积累而不断深入着。如果一年后再写此书，由于我又增加了一年的经验，我写下的很多内容都会有所改变和发展，尽管只是一点点。我对五行的反应将非常个人化，因其出自我个人之理解。其他人将从不同的角度体验五行，每位治疗师都会根据他们对五行的见解形成每一行之模板，并通过该模板来诊断五行，并判断五行在病人身上相对的优点与不足。希望我在此书中的见解，能对读者起到抛砖引玉的作用。

在针灸治疗中，我们看到五行，首先是通过其痛苦和失衡时发出的信号，因为病人是为了让我们帮助他们纠正失衡而来，但治疗师需要在心中树立的，还应包括我们希望病人达到的、治疗后变得更为平衡和谐的状态。因此，我们首先必须了解的是，每一行作为一种积极健康的生命力量出现时是怎样的。最简单的方法是回归自然，人们的内心世界常常隐藏在人类的复杂性背后，却可以在大自然中以一种生动而有形的方式被我们看见：嫩芽和叶片形状的变化，它们所生长的土地，以及滋养这片土地的空气和雨水。如果希望深入了解每一行作为健康力量的表现，最好的方法便是观察每一行在自然界中留下的印记，而最能清晰说明这一点的，是最为慈悲和平衡的大自然。因此，比起一年收获两季或全年颗粒无收的地方（比如南北极或沙漠里），四季分明、只收获一季的温带才是观察五行之普遍特征的理想之地，在那里，每一行都有着与之对应的季节。然而，面对如今的气候变化趋势，随着冰川的融化和海平面的上升，这种对应可能看起来有点奇怪，但我们对自身五行的理解的确建立在这个有些理想化的背景之上。

因此，我们需要观察的是某个季节中最特征性的那一天，在一个明媚的春日去感受木，在一个炎热的夏日去感受火，在一个丰收之日去感受土，在一个凉爽的秋日去感受金，在一个寒冷的冬日去感受水。一旦对大自然的万千表现形式之间的差异有了深刻的领悟，就将惠及我们对人体内部五行之万千表现形式的理解。大自然赋予每个季节的品质，构成了最有形可见的入口，让我们得以一窥五行在最为神秘的人类身上的各种表现。

古代中国人还用五行来指代罗盘上的方位。他们认为五行将我们的一生朝着一个方向指引，或东，或西，或北，或南，或中。对于火，当我转向南方，我变得柔和起来，沐浴在夏日温暖的阳光下，开始微笑着迎接世界。对于土和收获季节，我面向中心，回归自我，抱紧我的双臂，保留我所需要的。在金所对应的秋天，我朝向西方和即将逝去的一年，向后退，给自己空间，与周围的一切保持距离。对于水，面对着北方冬季寒冷的荒野，我躲藏起来，消失于自我之中。而在这个明媚的春日，木的能量如此充沛，迫使我走出去，投入生活之中。

因此，当不同的季节作用在我身上时，每一行的能量亦如此，它们都在我身上唤起不同的反应，并以各自独特的方式，影响着我与生活和我与自身的关系。描述每一行时，无论多么简短，我都能感觉到自己的身体随着我对五行的不同思考而发生着变化。火让我感觉更加柔和，土将我拉向内在，水让我屏住呼吸，金让我看向过往，而现在木让我向前，因为未来充满了无限可能。在今天这样一个春日里，我能感到木能量的牵引，因为它把我转向东方和初升的太阳，整个世界的焕然一新，唤醒了我内心的激动与活力。这一行让我展望未来，仿佛在为行动做着准备。

有一种力量塑造着我们，把我们从无生命且毫无个体差异的群体中分离出来，从而拥有完全属于自己的形态，以及可以在其中展现自己个体生命的轮廓。古代中国人将这种能量称为"木"，它推动生命的形成，并提供防止生命力量消散的边界。那么，且让我们从木开始探索人类的形成，走向那充满希望和未来的景观。

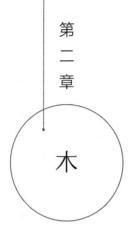

第二章

木

春天到了。冬日的无尽黑暗中透出一丝光亮。大自然开始舒展开来，向外吐气，每呼一次，便有各种芽苞从每一个毛孔中排出，就像冬眠的小动物钻出了洞穴。那些黯淡而了无生气的树枝，紧紧蜷曲着，守护着它们的冬日秘密，现在，随着春日渐暖，起初光滑的枝干上只是出现了微微的隆起或凹陷，紧接着便探出头来看到第一丝光亮，最后整个芽苞都吐露枝头，整个过程无异于一次小型爆破，吹响了生命重获新生的号角，死亡已被征服，未来成为可能，安全地掌握在这双崭新的手中。

多么兴奋！土壤下，树枝里，处处都在蠢蠢欲动，那期待的嗡嗡声，仿佛是它们所发出的讯息，无数捷足先登的小生命，在世界各个角落宣告着自己的诞生。大地开始浮现微微绿意，那永恒的绿色，是冬天黑暗的树枝上第一抹希望的色彩。枝桠周围逐渐笼罩上了一层让人惊叹的朦胧而娇嫩的色彩，起初还只是淡淡的一层，微微彰显着生命力，接着便绽放开来，每个花蕾呈现出自己独特的色彩，白的，蓝的，红的，黄的，直至汇集成一派万紫千红的景象，每种颜色都代表着新的生命。

今天，在一片杜鹃花丛中，有一朵花已开始显露出真正的色彩。其他花朵还在沉默，需要阳光的继续温暖。我想，到了明天，一个又一个的花蕾会相继绽放。空气中尚有一丝寒意，警告着花蕾在白昼延长、太阳开始温暖大地前，不要过早敞开怀抱。大地伸了个懒腰，冬日严寒被抖落下来，多么舒畅！

在这样一个明媚的春日，漫步在长满嫩芽的树下，正是感受大自然的最佳时机。周围的生活充满朝气，孩子们追逐着皮球，小狗蹦蹦跳跳，人们奔跑着。充盈于空气之中的活力，让我的脉搏也随之加快，步伐也变得匆忙，仿佛有许多事亟待去做。但我并不清楚要做什么，也不知从何处着手。直到开始写这本书之前，我也不知该从哪一行写起。但是，这些涌现的能量的强大压力，带着一种让我无法抗拒的强制性，因此，在这一行的催促下，我从木开始下笔了。

春天总让我有些不舒服，心生不满和烦躁，仿佛不情愿地被一股不知来自何处的力量推动着。需要多一些这样的春日，我才能安定下来，明确方向。慌忙走出冬日的陈旧、熟悉的黑暗和短暂的白昼，眼前这焕然一新的春天，冲击着我的内心。这股力量非常强大，虽然并非心甘情愿，但足以推动我走出冬天的困顿。其他人对春天的感受可能与我完全不同，我想对许多读者来说，春天意味着一种完全不同的推动力，能把他们从冬天的惰性中拯救出来。对他们而言，春天的力量推动着他们大步向前。

在这里，我们看到了对同一种能量的两种不同看法，一种觉得不舒服，另一种则表示欢迎。每一行都是如此，不同的人会有不同的看法和反应。那些和我一样因春天的到来而倍感困扰的人，所受到的困扰将各不相同，就像那些因白昼变长而如释重负的人，个中原因也将因人而异。对每个人而言，某种能量可能会或多或少对我们起到积极作用，另一种能量则会或多或少产生消极作用。每一种能量对我们产生的影响将有所差别，这些差别的不同，又取决于某个时期我们体内不同能量的整体平衡程度，还会随着一天的不同时间、一年的不同季节而发生变化。

某种程度上，每一行都受到自身规律的制约，并说着属于自己的语言。一个木行人和一个火行人说话，实际上各自用着不同的语言，有着各自的语调、词汇和重音。在与每一行相关的季节里，当那一行的能量在体内更强地流动时，我们会与这一行的人使用比较接近的语言。今天，在春天的阳光下，我与木行人的一致性强于一年中的任何时候。在这几周内，我们将更有共同语言，充满春天的冲劲和力量。干脆利落和活力充沛是我们的共同特征。

如果仔细聆听，也会在我们的声音中都听到一丝木的"呼"声——一种稍显强调的语气，因为我们的说话方式中都吸收了一些木的强大能量，仿佛自然界的新生力量让我们体内迸发出了一丝更强有力的能量。木行人对这种影响的感受最为强烈，对于他们自己所属一行的季节性刺激，其反应是消极还是积极，将与他们的平衡状态有关。

我的不安告诉了我哪些木的特点？我能感觉内心深处的某个地方在对某种刺激做出反应。我的情绪被激发，变得有些躁动不安。如果把它转换成五行的语言，我现在看到自然界处于一个被称为春天的能量阶段，这是木这一行在自然界的产物，它唤醒了我身心层面的一些反应——在身体层面，我的行动更为轻快，更期盼地环顾四周；而在情感层面，我内心最深处感到焦躁不安。无论是身体还是灵魂，都对外界的刺激有所反应。

今天，某种木的力量在我体内躁动着，在某条我必经的道路上挑战着我，让我感到焦急。我的木能量在向我要求着什么，迫使我去往某个全新但尚不确定的方向。我体内的新芽开始绽放。每个人的体内都是如此，永远有一部分带着希望处于萌芽状态。它是万物的起点，代表着新生、希望、东方、冉冉升起的太阳、树上的新芽、一年中的春天和前进的动力。每个人都有这种能量，在我们体内有其流动的通道，为我们带来希望，使我们充满活力和力量，推动我们走出冬天的消沉，进入一个永远充满希望的全新世界。

　　想象一下广袤无垠的冬日景象，白雪皑皑，死气沉沉，冰封千里，没有一丝生机可以驱散死亡的阴霾。坚冰将万物紧紧束缚于土地之上，在这样的压制下，生命是如何生存下来的？在这片荒芜土地的深处，有一种我们称之为"木"的力量，正在不断萌芽，孕育希望和新生，迸发出生命。这的确是奇迹，那娇小的嫩芽钻出冬季的坚硬土层，是表明生命的种子还活着并等待着复苏的唯一迹象。难怪木永远充满希望，是永远的乐观主义者，相信一切皆有可能。因为如果它能把生命从严冬的死亡中唤醒，那么还有什么是不可能的呢？

　　木的活力和力量，让他们从不为自己所能取得的成就设限，因为在他们眼中，处处皆有可为。木为自己设定的任务，可能会让许多人望而却步。如果一切皆有可能，那么在他们眼中将有多少亟待去做的事！这就是他们如此忙碌的原因。还有那么多事情没有完成，怎么可能站立不动呢？木的任务是出现在每一个起始之处，因为没有它，万物皆无法生长。它不断扛起重任，重新启程，因为万事万物都在等待着它那赋予生命的推动力。木让一个个生命得以存在，而不再是无生命、无差别的物质。它为无形之物赋予形状，让未形成的一切得以形成。

数百万颗小小芽苞，却只有一个能冲破毫无生气的枝鞘立于枝头，提醒着我们生命的复苏需要集中力量。那推动着嫩芽新生的内在力量，强大到足以冲破死亡和冰封的土地。生命想要活下去，几乎没有什么能阻挡它的成长，然而，木在设定可能的极限时，必须设定在那潜在的无限之上，因为它会把所有力量集中在每一次创造上。

在宇宙里所有可能的地方中选择一个，集中足够的能量，让生命以单个芽苞的形式重生，这要求有强大的力量、专一的目标和控制力。力量和活力是木的真正领域，惰性和无序则是它的敌人。它永远在战斗，因为冬天总是试图把我们拉入永远的沉睡之中，而木所代表的春天，则与冬天的黑暗力量进行着永恒的战斗。

因此，嫩芽探出枝头的过程，也如胎儿娩出前一样，需要历经很多次阵痛。木是暴力的一行，且必须如此。它必须把我们从过去的舒适中推向未来，从熟悉的已知推向陌生的未知。这样确保了我们的生存，因为没有它的能量，这个星球仍将死气沉沉。正如一棵树未来的所有成长都始于那个最初的萌芽，且将永远保留着这个萌芽的印记，我们的内心深处也将永远保留着木的萌芽，当我们从了无生气的冬天破土而出，每一颗娇小的嫩芽也把我们即将成为的样子铭刻在内。

木是实干家、行动派，推动事情的进行。紧握的拳头，是木能量的典型动作，代表着紧紧包裹在芽苞里的能量，亦象征着做事情的渴望和力量，而如果事情没有做成，他就会因愤怒而握紧拳头。木所做的一切背后都有一股推动力，一次只专注于一件事，付诸行动便是其功能所在。木的潜力在于不断扩张，不断行动，为了自身的目的对事物进行塑造。

每一行都兼具祝福与诅咒。木的祝福在于其不知疲倦的行动力、永不满足的好奇心和达成自身目标的需要，而有时足以将其击垮的诅咒，则包括不愿让别人做他们想做的事、目标不明确及在最需要专注的地方缺乏专注。当木的能量失去控制，其扩张的动力要么被抑制于内，要么不受约束而使其创造性的行为变成毫无目标的疯狂。我们可以在春天看到这种肆意生长，园丁必须对植物加以限制，修去多余的枝叶，使其在适当的限度内茂盛生长。既推动事物发展，又具有足够的自我约束，这是木为其他行所提供的具有品质之能量。火土金水皆依赖于木的这一能力，在万物开始时去启动，并加以控制，使其不至于过度增长。这是木对生命循环所做贡献之核心。

但是，如果自身成长计划受阻，其标志性的乐观将化为沮丧。如果嫩芽被禁止开放、永远紧闭，其结果可想而知，木将因此失去平衡。这便是为何失衡与疾病会乘虚而入，因为如果突降的冰霜能摧毁树上的嫩芽，生命的寒风也能使我们体内的嫩芽枯萎，阻碍其绽放。代表着惰性和生命的两股力量总是无休止地斗争着，前者试图用柔声细语来引诱我们懒惰和懈怠，后者则激励我们努力奋斗，每一行都在不同的战场发生着类似的战争。每一次失败，都能将茂盛化为荒芜。木会转而攻击自身，把自己扼杀在萌芽里。

于是，木这位希望的伟大赋予者，自身却开始失去希望，随之流失的，还有他们用来启动工作的精力和活力。这强大的一行从根上开始被削弱，当力量渐微，方向亦随之丢失。木的阴暗面——无目标感，永远潜藏在他们的内心深处，这是他们必须背负的重担，因为如果木不够强大，便会失去把我们推向未来的能力，希望变为失望。然后，木只能偶尔迸发出活力，其余时间则沮丧不已，什么也做不了。他们强壮的四肢习惯于有目标地大步走向未来，而今却变得肌肉僵硬，无法行动，而行动对他们而言如此重要，柔韧被僵硬取代。

我们所做的一切，都有木的萌芽深藏其中，正如一棵树一生中都保留着最初那个萌芽的印记。每一次行动，都有一个最初使其启动的萌芽。每一个思想，都有一个最初使其显露的萌芽。每一种感受，也都有一个最初使其产生的萌芽。万物永恒的起点——这便是中国人为木所赋予的象征意义。

▼ 木的特征

现在让我们进一步拓宽对木的理解，看看它在我们身上留下的印记。我曾说过，我们身上这个初始和萌芽的部分，如同真正的园丁将一根绿色手指放在我们脸上，印上春天的淡淡绿色。我们也能闻到这一行的印记，它让我们的身体散发清晨树叶上露珠的清新气息，这种轻盈与夏天（火）或长夏（土）更显沉重的气味非常不同。它的印记也同样留在我们的声音里，让我们说话如同发号施令，那种斩钉截铁之声，说明它多么想努力控制世界，将它眼中的混乱扭转为它所渴望的秩序。

要学会识别这些不同的感官特征，我们必须训练耳朵、眼睛和鼻子的感知能力。单纯的文字对这种学习毫无帮助，因为气味的微妙之处、声音中的独特重音和脸上波动的颜色都只可意会不可言传。我可以以一些名人为例来说明这些特征，但每个人只有建立了自己的感官依据，才能以此为基础将感官锻炼得更加敏锐。但情感特征属于不同的领域，它存在于每个人内心深处，通过文字可以唤起所有人的共鸣。我希望我在这里描写的木的情感——愤怒，可以为读者带来我在描述颜色、气味和声音时无法带来的意义。

传统上，每一行都有与之对应的"情志"，但这个词所能表达的含义有限，不足以反映出这一行对我们的灵魂深处有着何种程度的影响。与木相关的情感，触及的是我们以及世界上千千万万的其他人为了表达自身个性所做出的不懈努力——每个人都像一颗小小的嫩芽，决心要破土而出，重见光明。当我们试图维护我们成为那独一无二的自己的权利时，会从木这一行中激发出内在和外在的力量，正如嫩芽在向着太阳攀爬的过程中，当它们努力突破厚重的混凝土或坚硬如石的地面时，也会迸发出这种力量。

描述每一行的情感领域时，我们都会用一个词去概括（尽管这个词并不充分），对木而言，它所对应的情志为"怒"。这是以木为护持一行的人最感自在的情感领域，如果受到挑战，他们将在那里寻求庇护。这是木所熟悉的情感上的"安乐窝"。如果抛开"怒"通常带有的负面含义，而只从广义上去理解，那么"怒"是对木之情感的恰当形容。就其最广泛、最具创造性的意义而言，这是一种必要的情感力量，要维护做自己的权利，必须要唤起这种力量。平衡时，我们会自然地表达这种情感，不让别人在身体或情感上阻碍我们。如果他们试图阻止我们或把我们推至一边，它使我们能站出来反抗。需要武力时，我们能采取强有力的行动，不需要时，能做到自控。平衡的愤怒是一种我们能从自己身上发现的力量，当我们去做自己认为需要做的事情时，它能阻止他人剥夺我们的这种权利。当我们积极面对阻碍，这种情感就会在我们内心被激发出来。要生存下去，这种对抗是必要的，因为只有如此，才能迫使那些试图阻止我们进步的人靠边站。

当愤怒的反应不恰当，它也可以变成一种负面的表达。如果有人在街上挡住你，让你无法通过，你有权要求他们让开，如果他们不让，你有权表达愤怒。但如果你向他们开枪，你的愤怒则是失当的。这样做也是目光短浅的表现，因为你很可能被关进监狱——原本只是想走自己的路，现在却寸步难行，这个例子充分说明，我们的失衡常会导致某个与我们的意图适得其反的结果。

我们都知道被这样的挫败感激怒是什么滋味。就像被禁止开放的芽苞，如果被束缚足够长的时间，我们生活的底色将经常带着一丝愤怒，仿佛对我们生长的压制已经成为永久的负担，愤怒已经成为我们唯一的回应。每个人都有自己表达愤怒的方式，这将取决于我们体内的木平衡或失衡的状态，因此，当会在我们内心唤起强烈共鸣的春天到来时，也将因每个人的情感健康状态不同而对每个人造成不同的影响。它所反映出的这一行在我们内心的平衡程度是独一无二的。有些人内心与他人针锋相对的需求总是一触即发，另一些人则会被愤怒打败和屈服。有些人会隐藏自己的愤怒不公开表达，而另一些人则会尽情释放自己的怒火。在不同时间和不同环境下，反应的程度也会有所不同。

那些可以自由而恰当地表达愤怒的人，我们可以将其形容为允许他们的木向外舒展，而那些拒绝这种愤怒表达的人，则是在压抑他们的木。要评估一个人与木的关系是否平衡，我们需要判断在那一特定的时刻和情况下，公开表达或压抑愤怒是否恰当。然后我们需要观察木在木行人身上的主导地位。如果其生活是富有成效的，那么可以说他们整个生活的方向在五行循环中的这个阶段获得了实现，他们因此与大自然流动在春天的能量及这些能量所唤起的力量之间建立了特殊的关联。

与表达太过一样，愤怒也可以被压抑，这也是失衡的表现。由于生活告诉我们，太过公开表达自己的心愿是不安全或不明智的，我们或许会选择用隐蔽的方式来维护自己。因此，我们可能学会把愤怒隐藏起来，因为社会不允许成年人过于直接地表达自己的愿望，迫使我们将那些应该公开表达的东西强忍下来。如果愤怒被压抑得太久，我们可能变成那种自己不敢，却喜欢看到别人打破规则的人，常常暗中怂恿他人。这让我们既可以享受他人怒火所点燃的硝烟，又可以隔岸观火，保全自身。

如果我们公开表达需求的权利受到压制，可能会驱使我们渴望在将这种压抑深植于体制之内的环境中工作，例如某个严格专制的团体。因为，如果失去了按其意愿来为自己的世界制定秩序的能力，木就需要向他人寻求本应由自己提供的秩序和结构。这也可能是我们如此喜爱惊悚小说或电影的原因之一，因为我们可以由此去间接体验这一切——坐在安全的扶手椅或电影院座位里，看着他人的反社会行为和无法无天的愤怒行径，而那些反派犯下的罪行，总会在书或电影的结尾通过正派人物的英勇行为，令人欣慰地让一切重新回归到社会可以接受的状态。

我们可以观察到木失衡的各种表现：从极端的自作主张，到另一个极端的缺乏主见；从允许自己表达内心意愿这一平衡的方式，到对内心意愿的扭曲表达，最终变成对自我的否定和对他人权利的侵犯。从那些酗酒之人的行为中可以清楚地看到这一点：他们打架斗殴或醉倒在地，既剥夺了自己亦剥夺了他人享受快乐的权利。在这里，我们可以认为酒精激发了木保持控制和知道自己去向的能力，但同时，木对控制的需求又变得非常极端，喝醉的人会控制周围同伴，让人们受制于他的醉态之下，却允许自己绝对自由，在人前毫无顾忌，为所欲为，口无遮拦，随心所欲发泄愤怒。

这便是木能量失控，用其力量摧毁了周围一切的例子。当注意力受到完全抑制，醉酒之人连站都站不稳，更不用说控制他的四肢、言语或身体和精神的方向了，这都是木无法控制其韧带和肌腱的表现。嫩芽在枝头枯萎了，当它枯萎时，却试图剥夺他人按自己意愿绽放的权利。

有趣的是，通过这样的方式，醉酒之人成功地创造了一种木最感自在的情感氛围，因为在这种行为面前，人人都会被激怒——他们的生活本可以继续向前推进，却受到这种反社会行为的限制。大喊大叫、打架斗殴、对他人的打扰，统统都会激起他人的愤怒，而愤怒正是木感觉最为自在的情感。

西医已经明确告诉我们，酒精伤肝，这一点上中西医的看法是一致的。我们已经知道，每一行都化生了身体中的不同脏腑。木之肝胆二官，都积极参与到了解酒的工作中。过度饮酒会损害肝脏，使木越来越失衡，从而发出越发强烈的求救信号。

失衡状态下，木所有的感官信号会变得更加夸张，以至于那些极度嗜酒之人会从一种愤怒状态迅速转变为另一种，正如皮肤的颜色也会变成病态的黄绿色并透着火的红色。这与我们以后会谈到的木与火的母子关系有关。西医诊断为肝硬化的疾病，中医则认为是木极度失衡的结果，表现在其脏腑肝和胆上。

我们现在可以更清楚地看到，春天万物复苏时，那种肉眼可见的持续运动和扩张是如何反映在每个人身上——我们的身体内部也在兴奋地蠢蠢欲动，让身体或灵魂中最微小的运动得以发生。然而，所有这些生机勃勃的活动都包含在我们身体的几平方英尺之内，每个活动都被限制在那个允许其扩张和收缩的空间中。若没有这种限制，便如同醉酒时的叫喊和殴打，木所有行为背后的力量此时以失控爆发的形式释放到外界，挥舞的拳头把我们击倒，而语言暴力，亦如拳头一样击打在我们心上。

▼ 木之二官

现在让我们来看看木之二官肝和胆在人的身体和灵魂中的作用。通过观察它们在执行看似最简单的任务时的具体过程，比如帮助我们泡茶，或许会让我们感到惊讶——这些看似简单的行为背后，竟包含如此复杂的精细活动。

重要的是交还其最初的头衔，这些头衔代表着它们的职能。据中国古代文献记载，肝在身体和灵魂的王国中为负责计划的官员，是战场上的将军；胆是负责决策的官员，是执行将军命令的战地指挥官。肝属阴，在内部运筹帷幄；胆属阳，在外听候肝的命令，随时准备付诸行动。在身体层面，它们共同控制着韧带和肌腱，让我们的动作能协调一致。

几分钟前，我正坐着写下上面这段文字，发现思维慢了下来。"该喝杯茶了"，我自言自语道，于是起身泡了杯茶，然后又在书桌前坐下，写完最后几段。如果分析一下这几分钟发生了什么，会发现泡茶这件看似简单的事，却包含了许多复杂的动作。

我必须放下钢笔，把椅子推到一边，伸直背，脚用力蹬，然后在脚、膝盖、髋部和上身的共同努力下，才能完成这项我们叫作站起来和走路的复杂运动。到达水池边时，为了避免撞到它，还需计划应该在何时停下来，将适量的水倒入水壶并使其不至于溢出来，打开烧水开关，走到柜子旁拿出一个杯子，再走到冰箱拿出牛奶。走到储物柜取出茶叶，打开茶盒，选一袋茶，再走回已经烧好水的水壶，揭开茶壶盖，先将适量的沸水倒入茶壶温壶，转一圈再倒出来。再走回水壶处，打开使其再次沸腾，把茶袋放进茶壶，将茶壶倒满水，盖好壶盖。等待几分钟，再次搅拌茶壶，往茶杯中倒茶。打开牛奶瓶的盖子，将适量牛奶倒进杯子，把牛奶重新盖好，打开冰箱门，把牛奶放进冰箱里。关上冰箱，打开抽屉，拿出一把茶匙放在杯托上，把杯子和杯托放在手上，转向书桌，引导我的脚、膝盖、髋部和上身走向书桌，然后弯曲它们以把杯子放到桌子上，再以不同的方式弯曲它们以使我可以坐在书桌前，把手放在椅子的两侧，把椅子拉近桌子，最后伸手去拿杯子，开始喝第一口。

做所有这些动作时，指令以极快的速度传递着，从肢体到眼睛，到思维，到大脑，再回到起点，完成了一连串令人眼花缭乱的协调动作。光是把这些动作写下来就已经让我筋疲力尽，但在做那些事情时，我却丝毫没有意识到体内发生的一切，也没有任何倦意。而且，我还只是大致描述出了要完成这套简单而精细的动作我的身体需要做什么，如果像演员在舞台上那样，走动的同时还要进行张力十足的表演，那么需要在木的帮助下完成的除了身体动作，还得加上念台词和表达其中包含的情感。

就像我泡茶时一样，我们通常不会意识到自己在走动过程中会涉及哪些步骤，除非我们是第一次学习这些动作的婴儿，需要经过好几个月的努力，才能做到控制自如：首先是眼睛，接着是手，然后是四肢，使我们能够抓、坐、爬、站、走，最后可以跑。而要学会说话和连贯表达自己的想法，则需要花上更长时间。对那些因中风或车祸而影响到肢体功能的人而言，重新学习协调这些复杂动作需要付出巨大的努力，他们的木试图再次启动这些协调的动作，却失去了通向那里的钥匙。换成针灸术语则是：在参与其中的许多脏腑（官）中，肝胆二官涉及肢体活动的计划和决策方面需要受到重新训练。

所有这些活动中，木之二官乃其核心：首先要做出泡杯茶的决定，然后决定我需要选择哪种动作才能使脚趾平衡让我保持直立；我的眼睛需要判断面前的距离，让我可以把杯子轻轻放在茶托上，而不是撞上去；在我判断茶已经放凉可以喝的时候，手指能握住杯子，将它举到嘴边。每个动作都需要传达指令给我的肌腱和韧带，让它们紧张、放松，紧张、放松，再让大脑告诉我下一步该做什么。如果可以定格我离开书桌去拿茶再回来这一过程中的每一个动作，在我坐回椅子前，将可以看到我身体的每个部位都在做着大量复杂的运动和调整。当我因思想逐渐枯竭而感到沮丧时，这些动作也在我内心被我发出的一项项指令复制着。我想泡茶的念头所启动的一系列动作，也在我内心引发了连锁反应，当头脑中的思维开始转变，看待事物的新角度也随之产生。

这些身体和灵魂的活动相互交织在一起，在木的协调下，持续不断地舞动着，引导我体内最小的细胞聚集在一起，如此，我的筋腱和肌肉便能使我的背挺直或放松一点，嘴可以喝茶，思想也能从我内心涌向纸面。这一系列的潜在活动均在木的控制之下，等待着肝胆二官的指令，肝负责提前计划要做之事，胆则负责将其付诸实践。

这里只描述了一个持续约 15 分钟的活动，而一天有那么多个 15 分钟，能做的事情成百上千。我们也必须记住，尽管这里只描述了肝胆二官的活动，十二官中的其他官也在同时工作着。让我惊讶的是，健康之时，这些错综复杂的活动都在不知不觉中进行，只有当我们像现在这样把它们拆分开来，或者当它由于某一官的失衡而出现问题时才会被我们感觉到。

我在之前的章节中描述过食物进入、穿过和离开我们身体的过程，与以上的例子类似。如果将其扩展至一天中的每一小时、一年中的每一天、生命中的每一年所做的事，展现在我们眼前的将是一幅异常复杂的图景。我总觉得人体在整体上能如此健康地运行真是一个奇迹，真希望失衡只是例外，而非普遍规律。

玛格丽特·撒切尔

在转换到下一行之前，我想以一个大家或许都熟知的公众人物为例来说明木的某些特定品质。*由于他们并不是、也从未是我的病人（因为如果他们是，写关于他们的文章将是职业道德不允许的），所以我做的显然只是远程诊断，根据的只是照片或电视屏幕上显示的感官和情感特征。缺少了普通人可以躲藏的阴影，名人生活在众目睽睽之下，在聚光灯的强烈曝光下，某一行的许多特征可以比正常情况下更鲜明地展现出来。然而，由于只能以这种方式从外观望他们的生活，我们得到的往往只是一幅不甚完整且失真的画面，可能并不完全准确，但正是由于这种失真，也往往突出了五行的某些特征，让我们能对其进行更深入的了解。

除了土行人的范例黛安娜王妃，我从未亲眼见过这些名人，因此我的结论只基于我对他们有限的了解。我曾有幸见过黛安娜王妃一面，当时她正步行经过我家。我可以担保，她的皮肤透着令人惊讶的纯黄色，之后讨论土时将谈到，这种颜色是诊断土的依据。因此，需要郑重声明的是，我对我所选择的 5 位名人的见解必然是不完整的。在此，我将以玛格丽特·撒切尔为例来进一步阐述木这一行。

最能让我联想到木的是她的情感和声音。两者都透露出她对控制的强烈需求，而这正是木的核心。然后便是那个晃动的手提

---

* 注：英国读者熟悉的名人是我的首选，但我希望他们也能为更广泛的读者所熟知。

包——这个引人注目而又奇怪的标志物，成了她权力的象征，为这个最女性化的配饰增添了一丝暴力气息，在她手中成了攻击性的武器，摇晃起来的力度大到足以击倒挡路之人。据说，大多数内阁部长都怕她，流露出被迫经常面对愤怒的恐惧。她最喜欢的是那些敢于与她对抗的人，用针灸的术语来说，就是那些能为她划定明确边界、使她能被控制于其中的人。最让她开心的是像福克兰群岛战争（Falklands War）*那样的武力对决，在那里，木快速决策的能力和以对抗为乐的特点找到了用武之地。

她的动作也迅速而果断。她大步迈向行动的战场，每次会面都仿佛是某种形式的交锋。当她最终被迫下台时（需要多大的努力才能让她下台！），我曾饶有兴趣地关注过她，想看看她将如何应对这一切：曾高居要职、大权在握、日理万机，每天其肝胆都需要进行复杂的计划和决策，然而这一切突然被夺走，她不得不放下曾经的忙碌生活。她完全无法应对退休后的生活，显然迷茫不安，找不到新的生活目标——木要想感到满足，就必须找到新的方向。直到另一种生活——巡回演讲被构建起来，她才开始重新立稳脚跟。可以说，当时的她被连根拔起，一度看不到未来。

---

* 译者注：Falklands War，又称福岛战争或马岛战争，是 1982 年 4 月到 6 月间，英国和阿根廷为争夺马岛的主权而爆发的一场战争。当时撒切尔夫人任英国首相。

　　在某种程度上可以说她有木提前计划所需要的视野，然而，在推行人头税失败的事件中（这是她下台的导火索），她却无法预见其后果，尽管有人一次又一次地向她指出过。说明她在这方面视野狭窄：对某项计划和决定一意孤行，不具备木所必需的灵活性，无法随机应变。

　　她的语气强硬有力、掷地有声，带着一种"不容抗拒"的特质，恐怕没有比这更典型的木的"呼"声了。她对民众讲话时的语气，仿佛她是一位母亲，而民众是必须乖乖听话的孩子。在某种程度上，那些渴望重权的人都坚信他们希望国家走的道路是正确的，然而如何将自己是正义一方的信念传达出来，则因人而异。例如，如果我们将玛格丽特·撒切尔（Margaret Thatcher）与托尼·布莱尔（Tony Blair，在之后的篇章中将把他作为火的代表人物）进行比较会发现，他们行使权力的方式有所不同。他们都让英国卷入过战争，但所用的方式不同。福克兰群岛战争是在没有任何辩论的情况下爆发的，出战决策的制定和执行都同样迅速，战争前后都没有对这一决策的是非曲直进行过商议。

　　与之不同的是，针对伊拉克战争*的辩论却非常多，尽管

---

　　*　译者注：伊拉克战争是以英美军队为主的联合部队在 2003 年 3 月 20 日对伊拉克发动的军事行动，当时托尼·布莱尔任英国首相。

这些辩论对可能已经提前决定的事情影响甚微。战争前后，托尼·布莱尔在下议院和民众面前进行了多场讨论，并频繁在公众场合露面，以此来反复证明他的决定是正确的。这种道德热情也同样源于一种信念，即他才是正确的，如果我们不赞同，就会误入歧途。但与玛格丽特·撒切尔的独断专行不同，他会试图让我们相信他所做的事在道义上是正确的。这种基于道德确定性采取行动的需求，要求民众也参与进来。他想把他的理由传达给我们，让我们相信他是正义的。而玛格丽特·撒切尔只是告诉我们她要做什么，并没有像他那样受到公众舆论的困扰。

讲火这一行时，我们会谈到它永远会有与人交流和接触的需要。比如，托尼·布莱尔的微笑，便是纯粹的火的笑容——发自内心，照亮自己的脸庞并温暖对方，让对方也不得不以微笑回应。如果在你印象中玛格丽特·撒切尔曾有过温暖的笑容，不妨将二者做个对比。她的笑容缺乏托尼·布莱尔的那种温暖，且没有试图将我们拉向她。

从玛格丽特·撒切尔这一绝佳的范例身上我们可以看到，木多么享受建立结构的乐趣，而对她来说，这个结构便是政府，可以让她在严格的边界内行使控制权。能在她身上看到的，还有与之匹配、被我们称为"怒"的情感，以及一种我们称之为"呼"的声音，木在控制时发出的正是这种声音。

▼ 我的木母亲

现在，在离家更近之处，我面前还有另一个更个人的例子。多年来，我们常通过观察最亲近的人，即家人和朋友来建立对五行的理解。接下来我将描写的木的范例对我而言非常亲切，因为我不断增长的关于木的资料库，均建立在我对母亲的观察之上。每当想到木，我就会忆起她，涌上心头的除了深爱，还夹杂着一股不小的恼怒，因为对她这一生的熟悉，让我深刻了解了木赋予那些以这一行为护持一行的人具有哪些品质。这一行无疑构成了她生活中的主导力量。她的一个很有代表性的行为浮现在我脑海，每当想起，总让我忍俊不禁。我想，木的更多主要特征在其中得到了淋漓尽致的体现。

我母亲是近 90 岁时去世的，大约在这之前的一年，有一天她打电话告诉我们她病得非常厉害，于是我们从伦敦的不同地方赶到她家。让我们惊讶的是，她并没有躺在床上，而是站在楼梯上兴高采烈地向我们打着招呼，兴奋地向我们展示着她新买的衣服，活像一个穿着新晚礼服的小姑娘。

让我认为这是木的清晰展现的原因有好几个。她的行为方式让我看到她身上许多与木相关的特质。首先，她执意让我们立刻赶来。大晚上对我们进行如此轻率的打扰，在我们到来时，她却没有表示任何歉意。她能瞬间从绝望变成开心，仿佛有开关一样。由于我们的心情没有和她一致，她便很生气，希望我们在几分钟内从对她自然而然的担心变为喜笑颜开。她完全没有意识到我们会认为她的行为有些不妥。

这件事表明她需要控制（执意让我们迅速赶来），不顾及他人的感受（木需要把注意力集中在单一的行动上），有能力改变情绪并坚持我们应该和她有同样的感受。她还表现出其他特点，那是她体内其他行的作用，因为每个人都五行俱全，但这次见面最显著的特点是那些指向木的特征。我们可以认为其中一些特征是恰当的，另一些则不恰当。关于某种行为是否恰当，其中的差别往往非常细微，但我们正是通过这一点来判断五行是否平衡。

自然界中，春季万物萌生，木必须对生长进行控制，让一些芽苞能在夏天茂盛生长，另一些则枯萎死亡。这种控制不能太过严苛，否则所有芽苞都将枯萎，亦不能太过宽松，否则生长将无法得到应有的限制。同样，我们体内需要有一部分能帮我们坚守自身应有的权利，即使代价是牺牲他人的利益，就像我们需要专注于所做之事，而不被周围的事物分心。实现这些品质时，需要允许其他人有活动的余地，就像一个芽苞需要让另一个芽苞有朝向阳光伸展的空间。木对行动有着自然的渴望，为了保持平衡，我们体内的木必须有类似的能力对此进行控制。那天晚上，母亲的某些行为是这一行的恰当表达，另一些则不然。我认为某些行为是失衡的，这在某种程度上只是基于我的主观判断，会由经验来告诉我这种判断是否准确。

将近 90 岁高龄时，母亲仍以这种童趣或幼稚为乐，这么晚了还用这种方式给我们看她的新衣服，这样的行为是否恰当呢？她给我们造成了极大不便却无动于衷，这是否合适？对于这些问题，答案部分是肯定的，部分是否定的。任何事情都不是非黑即白，可以被归入某个固定的类别。一种恰当、平衡的反应或行为与失衡之间，往往只有一线之隔。

简单的事物便能让母亲欢呼雀跃，这是贯穿她一生的性格特点，她穿上礼服时的开心便是体现，这样的性格通常是让人愉悦的，只有在她毫不理会对他人的影响时才变得有些恼人。当一个人还是孩子时，表现得像个孩子是恰当的。如果已经成年却仍像个孩子就不恰当了。母亲穿着新衣服兴奋地站在楼梯上的那张照片，既充满童真，又透着几分孩子气。这真让我忍俊不禁，这种快乐，就她这个年龄而言，可以被称为幼稚，却也带着几分孩子才有的难能可贵的快乐，这种快乐往往随着长大而逐渐消失不见。因此，这种木的表达可以说既恰当又不恰当。享受生活是可以的，当你一边告诉别人自己病得很重，一边却表现得兴高采烈则不合适了。

母亲要求我们为了她放下手中的一切，这表明她有控制周围人的能力和欲望。虽然深夜被从家中壁炉旁拉至她家，大家都有些不情不愿，但我们都听从了她的吩咐。之前也屡次发生这样的情况，证明了即使时间不合适，她也有能力让我们随叫随到。我们一到，她便感觉大为好转，却不让我们离开，而是要求我们继续照顾她。我们走的时候已经很晚了。实际上，她既控制了局势又控制了我们，她达到了目的。的确，我们都感到自己的角色在她的控制之下，因为她要求我们扮演她为我们安排好的角色，期待我们在上一秒对她表达关心，下一秒又跟她一起喜笑颜开。那晚我们都被剥夺了自主权，某种程度上，我们与她的互动大多如此，因为她总是需要在某种程度上控制别人，还有谁比家人更好控制呢？因此，同样的，这个事例中母亲对孩子们的控制，一方面体现了所有木都应当进行的适度控制，另一方面，她整晚都在左右我们的心情，也暴露了她对我们控制的不恰当之处。

当她坚持要我们分享她的欢乐，而我们显露出一丝抗拒时，她的竭力控制引起了我们的愤怒。我们觉得是被骗来的，很是气愤。我们无法配合她高涨的情绪，也让她很是不悦。事实上，我们后来才意识到，她也没有假装生病，的确曾感到短暂的不适，她只是像孩子一样，需要别人立即赶来安慰。知道我们要来，她便立马好多了，还能为迎接我们而精心打扮一番。

这种活在当下，上一刻还沮丧万分，下一刻却破涕为笑的能力，是我们还是孩子时都曾有过的。正因为如此，孩子才有可能哭着跑向妈妈，让她"亲一下就不疼了"，然后笑着跑开，仿佛什么都没发生过。木是五行中的孩子，渴望行动，急于进行下一件事，不愿在任何一种状态上长时间停留。因此，它寻求的是快速得到满足、速战速决，为下一件事腾出空间。因此，母亲一知道我们要来，便可以迅速从担心自己的病情转为迎接我们。

她的情绪转换得如此突然，显示了木的优势之一：活在当下，不会在事情上逗留太久。讲"金"时我们将看到，这与金正好相反，金最喜欢的栖息之所是"过去"。但在这里，我们看到的是木这种"善变"的不恰当表达。显然，她的情绪与家人的反应并不匹配——她因病痛将我们唤至身边，我们心急火燎地赶来，却看到她显得如此轻松自在，让我们大半个晚上都在错愕不已。

那天晚上，母亲表现出了木的两面。开始时，她表现出木失衡的一面，而到了晚些时候，那些令人愉快的品质开始呈现出来，正因为这些品质，在她一生中，许多人都将她视为活泼有趣的同伴。待到离开时，我们的怒气也缓和了下来，变得有些又好笑又好气——这是她经常带给我们的感觉。一开始那种受她控制的无力感逐渐散去，尽管有些违背最初的意愿，我们开始欣赏这场意料之外的时装秀，这正是木天然的快乐和力量的体现。母亲的行为虽然有些不合时宜，但亦透露着她内心对简单快乐的单纯喜悦，这是一种她身上从未消失的品质。

我们现在能知道，母亲为了把我们拉到身边所进行的操控，是她确保自己不会孤单太久的一种方式。她打电话给我们时的痛苦是真实的，就像她恢复的速度也是真实的一样。从这个意义上说，她和我们一样，也是控制欲的受害者。

现在，让我们比较一下讨论过的两位木行人——我的母亲和詹姆斯（我曾以他为例说明应如何开始与病人的互动）之间的异同。这将进一步加深我们对木的理解。

他们都天生朝气蓬勃，渴望事情得到推进，有活在当下的能力，兼具敏捷的幽默感和瞬间暴发的脾气，与生俱来的攻击性，常有些不受约束，有控制的需求。我之前讨论过的木的特点之一——逼迫感、紧握的拳头和推进事情的决心，也在他们身上一一呈现。面对其他处于控制地位的人所划定的界限，他们也能很好地应对，且他们都如木所对应的春天一般，有着旺盛的精力。就五行诊断的角度而言，他们声音的音色相似，身上的气味也相似，与母亲相处多年，我对这种气味非常熟悉，他们的皮肤也泛着相似的绿意。当事情不如意时，他们很容易表现出愤怒。

但我的诊断不能就此停止，因为他们都是这种能量的独特化身，他们的需求各不相同，治疗需专门针对这些需求而进行。在木的领域里，他们占据着自己独特的位置，每一行能量之整体如此宽广，每个人都只是其中小小一分子，就像同一棵树上的不同芽苞，虽同根同源，却有着各自独特的形状，如果它们可以生长并最终结出自己的种子，都会长出一棵与其他同类不同的独特树木。

如果我们观察木在大自然中的显现，可以看到它呈现出多种样貌。它化生了让所有植物得以生长的根、根所支撑的树干和生长叶片的树枝。它还可以形态万千。它具备柔韧性，可以用来扫地，也可以被编制成篮子或其他用品。它还具有坚固的轮廓，可以被切割和塑造成玩具、碗和家具。它有着舒适的触感，因为每件木制品里都残留着滋养它的鲜活汁液，为木匠的作品赋予了一抹生气。它可以像柳条一样柔韧，像竹子一样纤细，也可以像橡树一样坚硬。它可以是水仙的嫩茎，也可以是核桃的硬壳。它可以像火绒一样干燥，一块反射阳光的玻璃就足以把它变成引发森林大火的燃料。它也可以被软化或腐烂，比如水太多时，水仙花的茎就会腐烂。它还可以收缩，比如干燥后的核桃壳。

不同的木之所以具有不同性质，乃由其他行所赋予。水仙花之所以会腐烂，是因为根被浸泡于太多的水中。核桃壳之所以干燥，是因为它没有得到足够树液（水）的滋养。因此，我们会说一个人的木可能含有很多火或水。如果是有很多火的木，他的绿色中将略带红色，愤怒中将略带火的喜悦。如果是有很多水的木，他的颜色将略带蓝色，愤怒中将带着恐惧。

　　詹姆斯的木中有很强的金，为他的愤怒增添了一丝锋芒，这是金之情感"悲"融入其中的结果，并为他皮肤的绿增添了一抹白色。呼声中带着些许悲，他的气味中夹杂着属于金的秋天的味道。而我母亲的木里，藏着一种完全不同的对同情的需求，那是土的领域。她木中的土，让她的颜色带着黄绿色，为她的呼声增添了一丝唱音，为她的气味增添了一丝土的芳香。虽然他们都需要秩序和控制，但就我母亲而言，她还对他人的照顾有着强烈的需求，这一点在我所举的关于母亲的例子中可见一斑。而詹姆斯所要求的，却是周围的人给他一份金——永远在寻求的空间。

　　因此，将同一行中的人与人区分开来的诸多细微差别，都是由其他行的品质对这一行的修饰所产生的。如果要求画家为詹姆斯和我母亲选择合适的颜料来描绘他们皮肤的颜色，他会选择不同的绿色。音乐家会从他们的呼声中听出不同的音质。在情感上，他们对待生活的态度也略有不同。但是，与他们的颜色、声音和气味一样，这些不同都包含在木的领域之内。

　　这些感官信息并不是一成不变的。它们处于流动之中，正如它们所表达的五行，反映的是万事万物内在不断的运动变化。病人的愤怒可能在春天变得更加明显，或因其他行的作用而发生改变，因此诊断和治疗应反映出病人每一天和每一年的变化。这便是为何明日不能重复今日之治疗。

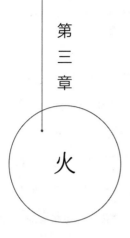

第
三
章

火

　　带着一丝留恋，我离开了母亲，因为五行之旅现在将带我
们去往另一个方向——木之子，火。这是我自身护持一行的领
域，就像在季节中火是木之子一样，我亦是我的木行母亲的孩
子。五行的罗盘继续向前转动，将我指向南方和阳光灿烂之地。
因此，现在且让我们进入火的季节——夏季，去大自然中感受
火的特质，而那些在火这一行庇护下出生的人，也将具有同样的
特质。

　　初夏时节，我漫步在几周前走过的路上。之前还能清晰可
见的景色，现在却被灌木、黑莓和荨麻的藤蔓遮挡，藤蔓从路的

一侧延伸至另一侧，有些绊脚，让我只能勉强通行。这些正在茂盛生长的部分，不久前还只是树枝上冒出的小小芽苞，现在已经完全舒展开来，繁茂的枝杈伸展着长长的臂膀，不仅挡住了我的去路，也遮住了地平线。这满目的郁郁葱葱，遮挡了视野。那远处的地平线，冬天透过光秃秃的树枝清晰可见，春天则被尖尖的嫩芽切割成了虚线，而如今这些新生命生长得如此茂盛，地平线都仿佛被挤出了视线之外。当我环顾四周，看到的是一派全新的景象。春天的能量爆发已然平静下来，变成更加温柔的绽放。万物充盈而丰盛，伸展到了极致，仿佛有一双手臂正用力张开，伸向苍穹和四周。置身于大自然最伟大、最显而易见的馈赠之中的我，仿佛正被那双手臂拥在怀中。

　　夏日的景色远远超越我的头顶，向我的左右两侧延伸，如此壮阔。然而，以人的高度而言，视线却受到重重遮蔽，只能看到四周。今天，我感受到了火最为核心的矛盾（每一行都有一个最为核心的矛盾）：作为五行中最为开放的一行，其视野却受限于周围的繁茂。我们将在后面看到，火是如此具有洞察力的一行，但令人惊讶的是，它的视野却似乎是最受限的，周围的障碍让它的目光无法长远。

　　今天的太阳晒得让人有些昏沉。春天刚刚逝去，这样的天气对于初夏来说显得异常炎热，高温让我倍感不适，无法放松，感觉又湿又困。高温来得如此出其不意，还没准备好就把我推到了阳光下。空气中弥漫着夏日的慵懒。树液中的水分流失了，植物显得有点蔫。在这炎热的天气里，我也感觉沉重，口干舌燥，脚步发沉，在阳光下眯缝着眼睛。是什么样的力量，既能如此有力地将自然界的万物推向制高点，又能让我感受到重压？由此可知，火并非轻柔的一行，它和木一样，有着强大的推力。

昨天阳光明媚，照耀着杂草丛生的小径，为万物披上了一层明亮的色彩。今天却天色阴沉，阳光隐藏在了低垂的云层后面。曾经晴朗的天空，如今却阴云密布，走在树下时，不禁感到压抑，树影不再像昨天那般让人惬意，而是感觉阴暗。这让我意识到，今天的阴沉在我心中唤起的感受与昨日有着强烈的对比。昨天我感受到的是开放、外向和快乐，今天却感到沉重。在阳光灿烂的夏日里，树下的阴影比一年中的任何时候都要深。大自然呈现出更清晰的对比，黑与白更加分明，太阳散发的极致的光线和明亮，与云层下树叶和花朵的阴影达成了平衡。当我们从阳光下走进树影中时，眼睛会短暂失明，进入黑暗之中，会突然感受到大自然的危险，直到视力恢复，才会重新感觉安全。

夏天我们总是期盼太阳的出现，如果它没有如期而至，难免会有一丝失望。就像有种东西应该在那儿，却偏偏缺席，这样的缺失感，是其他季节少有的，因为通常除了夏天，没有哪个季节能整日阳光普照，把最明亮、最炽热的阳光洒向万物。其他行对太阳的热量有着不同的需求。太阳的温暖所带来的新鲜感让木欣喜，土享受着它的余温，而金欢迎秋天的凉爽，水则偏爱冬日阳光的清冷。没有哪个季节像夏天那样将太阳的热量作为主要的需求。当太阳被遮蔽时，哪怕只是很短一段时间，都能为我带来冲击和失望，就像昨天还艳阳高照，今天阳光却只是短暂出现，大部分时间都天色昏暗。我感到一种奇怪的沮丧，心情像天空一样阴沉，昨天阳光下那高涨的兴致被遮盖了，就像有一只无形的手，不仅遮住了太阳，也遮在了我心上。

作为五行中最变化无常的一行，这样的反差也是它不得不面对的——当"心"，这个我们内在的太阳快乐歌唱时，我们的内心便充满阳光；而当太阳被遮蔽，心感到压抑时，则变得阴云密布。这反映了当与他人的关系从明亮走向黯淡时，火的内心感受到的压力，因为我们将看到火最注重的便是这些关系的性质。木所代表的童年和少年时期已经过去，随着夏天的到来，现在进入了青年时代，我们走向更广阔的世界，并在其中找到自己的位置。芽苞们意识到树枝上还耸立着其他同伴。

来到火的领域，我们进入了另一种需求的世界。木的任务是确保我们的存在，当我们成长到超越这一迫切需求时，便开始将目光转向四周，对周围的人充满探索的兴致：共同生活在这个陌生且激动人心、但往往充满威胁的世界，该如何与他们互动，这些互动的本质是什么？这是一项艰巨的任务，因为它要求我们学会确信我们有做自己的权利，但也要接受他人亦有同样的权利。

当我们不再满足于自我陪伴，便开始步入火的阶段，离开童年，离开那个崭新而尚未成形的阶段，跨入即将成年的时期，这就意味着我们将开始另一项责任，即面向那些我们将与之共度余生的人——家人、朋友、伙伴、同事，以及素不相识的陌生人，尝试着以不同的方式向他们伸出欢迎的双臂，这便是火的任务。因为人与人的接触，人际关系中上演的各种戏码，正是火最熟悉的舞台。有时，它会因害怕聚光灯太过耀眼而回避众人的目光，但它永远无法逃脱这些戏码，因为人与人交往时各种微妙的心思，都与火密切相关。

就像花朵慢慢从花蕾中绽放，作为需求不同、性格各异的独立的人，我们的真实本性也开始慢慢呈现，并在与他人的互动中得到打磨。当我们在学校操场上结交新伙伴、离开老朋友时，当我们慢慢开始第一次亲密接触时，当我们开始变得更加独立、渐渐脱离家人的束缚时，常会产生一些给我们造成深刻触动的冲突，这些都组成了自我发展的一部分。当我们学习着划定自己的边界，所有这些际遇都会将我们的棱角打磨得更加圆滑或锋利。在这些丰富的活动中，给予我们指引的正是火这一行。

木为我们带来希望，火最重要的则是给予我们爱和欢乐。以火为护持一行的人，无法摘下那副爱的玫瑰色眼镜，就像那些躲在木的保护伞下的人无法摆脱出去做事的需要。火呼吸的空气是欢乐，而木的空气是行动。火的声音中带着笑意——一种带着欢迎的喜悦之声，作为交流手段之一，声音对火如此重要。即使火的爱遭受了打击，笑声也随之消减，仍能听到微弱的痕迹，往往在本应没有笑声的地方不合时宜地爆发出来。这是火为心保持温暖的一种方式，因为如果遭遇生活的狂风暴雨，它会试图通过自嘲来点燃一簇快乐的小小篝火。火的气味便是这种篝火的气味，一种烧焦的、灼热的气味。

　　我们的心中潜藏着无限的爱，也可以将这些爱给予无数人。每一次与他人的相遇都可以促成微小的转变，让彼此在这段关系中有所改变和收获。爱向四面八方延伸，远超视线和手臂所能及，而这种潜在转变的数量，也像我们可能遇见的人一样，是无限的。对火行人而言，他们的"心"愿意将自己奉献给所有人，这种与他人的融合，象征性地体现在了他们的笑容和笑声的向外联结中，他们的生活便围绕着这一舞台展开。与木交谈，你听到的内容均与行动和待做之事有关，表达的都是推进事情和付诸实践的渴望。而火谈论的主题则是人。木对行动的需要，在这里变成了将其他人纳入行动的需要。

　　这种寻找与他人联结的需求使其超越自身，进入到一个有着其他人存在、常常充满危险的世界。要进入他人那未知的世界，爱是最为深刻的方式之一。在我们的一生中，要打破自己的安全界限去接触周围之人，所有的尝试都是需要勇气的。其他人看上去与我们如此不同，人与人之间仿佛隔着一条几乎无法跨越的鸿沟，于是，所有人际关系都变成了某种尝试——试图在这条鸿沟中架设一座联结的桥梁。将自己封闭在熟悉的边界内或许更安全，而火的任务正是打破这个安全世界的壁垒，因为当它试图向尽可能广大的世界及其土地上的人民伸出爱的双臂并将其拥入怀中时，它必须做好超越自身的准备。Courage（勇气）这个词在拉丁语中有"心"的意思，而心正是火之领域的主宰。

作为如此奉献的一行，它的需求便是有人可以给予，而这种对他人的需要便成了它的脆弱之处。当其能量减弱时，这种需求会转变为它的两个弱点——过度的自我牺牲、否定自身的需求，或是由于害怕受到伤害而无法表达自己的慷慨。如果我们准备敞开心扉去爱，不仅要做好受欢迎的准备，也要做好被拒绝和伤害的准备。将软肋如此暴露在攻击之下是火的风险之一。五行中，它是准备冒最大风险的一行。火脱下衣服向仲夏的骄阳致意，无异于赤身裸体站在众目睽睽之下。它是唯一不为这种开放感到羞耻的一行，常常出人意料地乐于暴露自己的不足和失败，且相信这种坦诚是拉近彼此关系的必要条件。

火所做的一切，其核心都是为了沟通和交流。其他行更喜欢藏匿于洞穴之中，而非坦露于阳光之下，看到火竟对坦诚交流有着如此巨大的需求，他们可能会表示不以为然。对于这些行来说，沉默是金，而对火而言，交谈才是金，通过话语将温暖的阳光洒向万物。

　　于是，象征着火给予爱的能力的微笑，便成为我们向他人表达欢迎的标志，当我们接触每个相遇之人并试图理解这次相遇的本质时，每个微笑都是一个问号，需要对方的回答。有多少种不同的关系，就有多少种微笑。每种微笑都有不同的目的，来自内心不同的地方，微笑的对象将以不同的方式接受。除了最不安或最不快乐的人，无论我们是哪一行，都会有微笑之时，因为我们都希望以某种方式与他人联结，但微笑的本质将与护持一行所要传达的信息有关。就我们目前看到的这两行而言，其微笑所反映的内容是不同的。我母亲站在楼梯上的笑容，并没有让我们感到温暖，一点也没有。她的笑并非出自对我们的关心，而是在表示她自己还好。这是一个更自私的原因，目的是为了满足她自己，表明她一切都好。火行人的微笑则完全不同，因为他们表达的是对他人而非对自己的关心，甚至当他们不好时也会微笑，因为他们不希望自己的苦恼麻烦到别人。

　　衡量一个人火的平衡程度，可以看其与他人联结的需求是否在适当的范围内，这一点可以从他的笑容上得到体现。如果这种需求过度，与应有的不符，就会削弱一个人的自我保护能力，然后笑容就会在最不应该的时候出现，比如笑着谈论自己情感上的困扰，或者为了平息他人的怒火而不停赔笑。

　　当我们带着爱意向对方微笑，对方却毫无回应，请试着留意自己感受到的拒绝。感受一下这让我们多么心寒，仿佛太阳刹那间被云层遮蔽。想象一下天空永远乌云密布，爱的阳光永远无法照射进来，生活在这样的关系之中，该有多么悲哀。这是我们内在的火和那些以火为护持一行的人的伤心之处，也是其失衡所在。

火行人所面临的许多问题，都源于无力妥善处理他们所寻求建立的诸多关系。平衡时，火能学会避开那些将他们扇成熊熊大火的关系，因为如果燃烧得失去控制，任何接近他们的人都如同玩火。他们应该稳定而真实地燃烧，成为一团温暖周围之人的纯净火焰，在将要熄灭时为自己补充能量，或者在感到自己燃烧得过于猛烈时适当克制。火需要梳理各种关系，保持关系的平稳，并确保我们的防御足够强大，防止对心的伤害，这些都是火需要行动的领域。敞开心扉会带来脆弱，关闭心门则可能将他人拒之门外，我们需要在二者之间找到微妙的平衡。

火的伟大礼物是爱的馈赠。火的恐惧是无法与他人联结，爱无处给予。火最大的功课是学会超然。他们必须学会允许他人拒绝他们的爱，即使遭到拒绝，亦不至于熄灭。他们需要知道，即使并不是每个人都想要他们的爱，这样的世界亦是安全的。他们还需要知道，爱有时，不爱亦有时。

▼ 火的两面

　　与其他行不同的是，火具有双重角色，使它如同两行包含在了一行之中。其组成也包含心和小肠两个器官，以及另外两个对身体和灵魂有着更广泛影响的方面——血液循环系统和热量调节机制，在五行针灸中分别被称为心包和三焦，其他流派中则另有称呼。连名称都充满神秘、备受争议，其功能则更是如此，不同针灸流派对它们的理解可能差距甚远。较之于其他针灸流派，心包和三焦在五行针灸中得到了更直接的阐述，或许是因为它们所保护的是血和热量的最高主宰、在五行针灸的传统中占据了主导地位的官——心。

　　心和小肠称为君火，心包和三焦称为相火，君火二官乃核心，三焦和心包则在其外围起保护作用。君火和相火的感官特征相似：颜色均为红，声音均为笑，气味均为焦，情志均为喜。只是在最后一点，即他们对生活的情感取向上，这两种火存在一些不同之处，让那些同处于火保护下的人站在不同的明暗区域，用不同的方式对待世界，对治疗的重点有着不同要求。

　　君相二火之功能均在于以不同的方式保护位于中心的心。针灸师将心视为整个身体和灵魂之王国的君主，无私地守护着这个王国。对于领土内发生的一切，它肩负着全部职责，不断派遣使臣沿着血液的通道去往王国最远的前哨，确保其他所有官员履行应尽的职责。心脏那稳定的跳动沿着每一条经络在我们体内振荡，宣告着它那警觉的存在，并像守夜人报时那样，向我们保证一切安好。它必须不知疲倦地工作，因为它哪怕有一丝疏忽大意，痛苦的震颤都将回荡在它的王国之中，心跳中哪怕最微弱的颤抖或停顿都会引起我们的慌乱和恐惧。它似乎做得少之又少，隐藏于看不见的深处，然而一切的一切都依赖于它的力量。

火的能量通道（即针灸中所认为的与火相关的四条经络）不仅将心的生理器官纳入其保护范围，也包含了它更深层的表现——我们在日常讲话中都认识到了这一点，比如，我们会承认自己"心碎"了，也会说那些好心人温暖了我们。当我们互相指责对方心肠冷酷时，我们不会去想象我们的心脏真的变冷了，当我们的心被他人的善意温暖时，也不会想象心脏的温度真的升高了。中国人将这个更为深刻和全面的概念命名为"心"，针灸师们对此充满敬畏，因为每个人的生命都依赖于它的慷慨和健康。人们将其视为如此神圣的一官，一些流派甚至从不会去治疗它。

心脏深藏在我们的胸腔内，被层层保护：前有组成心包膜和肋骨的肌肉和骨骼，后有椎体和脊柱的坚固防护。它还受到将其包裹在内的两侧肺叶的保护。中医还认为，我们称为"心"的官还受到相火二官的保护，现在就让我们从火的外围开始，更深入地了解火的本质。

　　三焦和心包是所有官中非常奇特的一对，它们没有任何有形之器官，而是与心和小肠一并归入火行之中。它们在所有官中拥有最广泛的职权，领地遍及身体和灵魂的各个角落，一个维持赋予我们生命的温度，另一个则维持赋予我们生命的血液。两者都可以被看作是心之宫殿的城墙，是将心围在中间的外围防线，并提供了一道保护屏障，将世界挡之于外。

　　相火代表火朝向外部世界的面孔，它那具有亲和力、带着微笑的面容，搭建起了通向他人的桥梁。由于它面向外界开放，因此易受外界压力的影响，在身体层面表现为，为了生存人体需要随时调节体温和血流。相火可以被看作是火更善交际的一面，它关注的是如何使我们与他人之间的关系更加融洽，这是我们要融入社会框架所需要的。当我们想到"快乐"和"爱"时，首先浮现的便是这样的面容。在针灸中，相火的任务是通过心包和三焦的不同活动，维持外部防御网络以保护心，因此它关注的是确保我们在建立任何关系时都带着谨慎。多亏相火的强大防护，才能让我们在他人有机会突破心的防御、使其受到严重甚至无法挽回的伤害之前，警告我们避开那些对我们冷嘲热讽的朋友、批评我们的同事，或让我们不安的伴侣。因此，相火二官如同巡逻心之城墙的护卫，当感到与靠近之人接触会有危险时，会对心发出警示的信号。

谈到君火和心时，我们将进入另一个更隐蔽的领域。现在，我们进入火的内部，这里由小肠担当护卫，它是心的最后一层保护。在西医中，小肠的功能之一是筛选胃消化的食物，提取其中有益的营养物质，使其通过血管壁进入血液，为心脏提供养分。而中医认为，除了这一生理功能，小肠还和其他官一样具备更深层次的功能。它的功能不仅在于只允许纯净之物以血液的形式进入心脏，还和其他官一样肩负着更为广泛的职责——在情感层面保护心，像过滤血液一样筛选接近心的一切，把它认为的糟粕丢弃到大肠中。强大的心包和三焦确保心能够安全做出判断，无须惧怕外界的攻击，而强大的小肠则可以确保这些判断是明智的。

由于心需要为整个身体和灵魂的王国做出正确决策，心所属的君火需要忙于处理各种生死攸关之事，因此，较之相火，君火常以一副更加严肃的面孔示人。事实上，我们甚至很难把君火看作是火，因为他们常常缺乏我们认为火所应有的喜悦和欢笑，鲜少有时间像相火那样去享受那份活泼开朗、毫不掩饰的快乐。

作为心身边得力的秘书，小肠有责任确保它为心和其他官提供明智的建议，这需要持续而艰苦的工作。它会长时间思考心如何做才是正确的，并不断关注自己的行为是否恰当。在它眼中，生活是一个有待解开的谜题，充满着一连串无休止的问号，等待着它去找到正确答案。当它听你说话，然后启动它的思维齿轮以听懂你话中的意思时，你常会在它的脸上看到一种疑惑的表情，眉头微皱。君火是优秀的拼图游戏玩家，能比其他人更快看到联系，能在视觉和语言上感知到最细微的差别。目前为止，它是天生最机智灵敏的一官，因为面对发生的一切，它必须迅速理清头绪，以便有时间建议心该如何行动。

比利·康诺利和托尼·布莱尔

为了进一步阐述这两种火，我将以喜剧演员比利·康诺利来作为相火的代表，因为我恐怕找不到比他更好的相火范例了。我曾在几个月前的一个晚上看过他的表演，即使现在想起，仍能感受到将我和电视机前的观众都笼罩其中的那种温暖光芒。他虽独自站在舞台，却向剧院里的每一个人，甚至向数百万观众伸出双臂。当我们被他逗笑时，不仅与他融为一体，彼此之间也汇成一片，整个表演期间都沉浸在喜悦之中。即使现在，回想起很久以前他的表演，我仍不自觉地嘴角上扬，尽管并不确定自己在笑什么。我早已记不清他讲的具体内容，却能再度体验到他当时带给我的快乐。没有什么比这更能证明相火给我们带来温暖和欢乐的能力了。

他做了什么让我们觉得与他如此亲近？他仿佛在向我们每个人伸出双手，用逗笑我们的方式将彼此拉近。他坦诚地告诉我们他最深的情感，反映出他对我们的信任，让我们感觉亲近。他向我们走来，张开双臂表示迎接，如此坦荡。无论是内心的痛苦还是快乐，他都毫不隐藏，自身的弱点和不足，他也毫不掩饰。事实上，这正是他整个脱口秀的主题。这便是火的标志性特征——勇气。因为将自己的内心暴露在数百万观众面前，可以说是在让自己变得脆弱易受攻击。恐怕只有他自己知道，这样的表演会让他付出多大代价。他所承受的风险或许是巨大的，但他已做好准备，因为如果想和我们建立密切的关系，让每个人都成为他亲密无间的朋友，这种开放是必不可少的。

实际上，他是在说："看看我，还有我说过的那些人，都是多么狭隘、愚蠢和无能。我不可笑吗？生活不可笑吗？我需要将所有的伤痛都分享给你们，要一起看清事物的真相，学会嘲笑命运。"因此，他如此坦诚地奉献自己，触动了我们的内心最深处，因为我们在他身上看到了自己的狭隘、愚蠢和无能。最重要的是，他用与我们的温暖交流，以身作则地展示了彼此之间关系的重要性。他的话语里，每个句子无不与人相关，要么是自己，要么是别人，然后还不忘提及观众，这样所有人都被拉到了一起。

他将自己敏锐的听觉和眼力运用到了生活之中，再复杂的情形，也能被他用三言两语描绘得惟妙惟肖，这反映了火行人对人的深刻感知能力，对人与人之间互动的理解能力，以及他们认为看到事物的本来面目是多么重要。隔着屏幕都能感受到那喷涌而出的笑声、红色和喜悦，让我们沐浴在温暖之中。这是多么明显的相火，只是形式上会表现得有些夸张，因为这样的表演需要让观众获得更高层次的体验。如果演出结束后仍然保持这样的高度，那么无论是表演者还是观众都将感到虚脱。这说明如果火燃烧得过于猛烈，时间过长，就会燃尽自己和他人。他们必须知道如何柔和而低亮度地闪烁，为自己重新充满电量。

比利·康诺利是不是笑得太多了？日常生活中，我们面对这样的温暖是否会感到不安？类似的问题都很值得思考，可以从各个方面帮助我们确定相火二官是否平衡。所有喜剧演员在某种程度上都必须调动起自己和观众身上的火，毕竟笑声是衡量他们成功与否的标准。如此一来，每一场演出，都一次又一次证明了当我们与他人建立起连接时是多么喜悦。比利·康诺利的舞台形象，非常生动地说明了相火与他人连接的能力，作为公众人物，他也很好地代表了火朝向外界的面孔。他的相火之官燃烧得如此明亮，其他人很难企及。

接下来我将以托尼·布莱尔来作为君火的代表人物，想到他时，我不禁有些惊讶，疑惑他和比利·康诺利怎会是同一行。比利·康诺利如此敞开，而托尼·布莱尔却明显更为内敛和隐藏，他们怎么会被视为同一行呢？当仔细审视自己不安的原因时，我意识到我的本能反应中存在着某些东西，能帮助我将君相二火之间的本质区别描述清楚。

对于托尼·布莱尔，我首先想到的是他欢迎一位到访唐宁街的客人时泛起的笑容。而比利·康诺利的笑容，在我内心唤起的反应更为开放和直接，这正好符合他所散发的欢乐气场。而布莱尔的温暖笑容，却仿佛只在严肃的常态中偶尔绽放，笑容消失后，他又恢复到了一种更为严肃的状态。就好像太阳只出来片刻，又退到云层之后。用针灸的术语来说，以心为核心的君火二官，能时刻意识到为了让我们活着需要肩负多么重大的职责，一旦与他人互动的时刻过去，就会又回到这种严肃之中。

颇具象征意义的是，作为时任首相，托尼·布莱尔也无疑认为自己肩负着维持这个国家运转的重任，这恰好与君火的职能相符。就像心脏需要依靠其他器官提供能量来维持人体运转一样，他也需要一群亲密伙伴以不同的方式予以辅佐，他们反映出了小肠这一官的某些职能。小肠的工作在于将其认为适当的东西传递给身体和灵魂之王国的最终仲裁者——心，在此之前，其任务便是对任何接近火之核心领域的东西进行筛选、分类和丢弃。我常想，这很可能便是他身边需要强大助力的原因之一，作为其中最得力的助手，彼得·曼德尔森（Peter Mandelson）在布莱尔入主唐宁街的整个任期内，一直以各种方式担任这一角色。这或许有助于解释他不断变换身份出现的原因，尽管他的存在令其他人费解，对布莱尔而言却是至关重要的。

用针灸的专业术语来说，属阴之心，需要其属阳的伙伴在幕后所做的一切艰苦工作——建议心只接受纯净之物，丢弃不应保留之物。这正是小肠在身体层面所扮演的角色，可见中医对身体的理解在很多层面都与西医相似。在更广大的政治舞台上，布莱尔的顾问团队发挥了类似的作用，他们充当了秘书处的角色，所有人都必须通过秘书处的办公室才能与首相取得联系。事实证明，布莱尔总是严重依赖他们的建议，在外人看来，这很让人担心。他们大多在幕后工作，扮演这种隐蔽的角色，对其他人威胁更大，这或许可以解释为何彼得·曼德尔森和另一位得力助手阿拉斯泰尔·坎贝尔（Alastair Campbell）等人会引起很多人的敌对情绪。多年来，他们以不同的方式和身份辅佐着布莱尔，扮演着私人秘书的角色，他们就布莱尔身边发生的事件向其提供着各种建议和观点，而布莱尔显然认为很多建议和观点都是合理的。

我一直觉得有趣的是，像布莱尔这样一个看上去很强大的人，竟然需要在身边安排一群同样强大的助手，且他们的力量非但没有对他构成威胁，反而显得很受他欢迎。而玛格丽特·撒切尔，虽然也同样强大，且身居同样的职位，需要的顾问却极少，她选择独断专行，还经常解雇那些提反对意见的人。布莱尔与曼德尔森的角色反映了心和小肠之间应当存在的良好关系，相互依赖，相互支持，小肠永远服从心的主导地位，心在其主导地位上有足够的安全感，对其所认可的他人的力量和智慧持欢迎态度。

托尼·布莱尔表现出的其他特质，也可以帮助我们了解君火的运作方式。他需要倾听他人的意见，但不一定会被他们所左右，且在最终做出决定时会显得十分坚定，他在发动伊拉克战争时的固执己见便鲜明地体现了这一点。他充满某种道德热情，无论我们如何谨慎看待这一点，毫无疑问，这源自心这一官的纯粹信念——他在做正确的事，而这正是君火的最大挑战之一。因为做不正确的事，对君火而言不仅是一种失败，更无法在道德上立足，他们会认为这将导致方向的迷失，甚至身体和灵魂之王国的腐败，在君火看来，一个王国若失去英明的统领，将走向无政府的混乱状态。

小肠需要不停工作才能努力净化来自胃的食物，这种紧张感，也体现在了君火的一举一动中，从托尼·布莱尔的肢体语言和讲话中，都可以观察到一丝这种不安的紧张感。他快速的动作给人一种能量被压抑之感，而比利·康诺利的动作则明显更为放松。托尼·布莱尔走进新闻发布会，仿佛是在向媒体发起挑战，而比利·康诺利走上舞台，则是在向我们表示欢迎。当托尼·布莱尔由心而发地演讲时，他的声音也同样充满激情且令人信服，但在寻找最准确的词语来表达这种激情时常常显得很费劲：他需要说出他认为有责任表达的东西，但君火的思维如此活跃，在回答问题之前，会试着先从这个角度看，再从那个角度看，因为给出正确的回答对君火而言如此重要，因此说话会有些磕磕绊绊。

尽管两人的演讲都同样充满激情，比利·康诺利的清晰流利更衬托出布莱尔的不甚流畅。无论比利·康诺利在舞台上的动作有多么夸张，比起托尼·布莱尔的举止，他的动作显得柔和许多，也不那么给人紧迫感。如果要在二人之间选一个相处数小时，我想大多数人都更愿选比利·康诺利而非托尼·布莱尔。我想这个例子很好地说明了相火的任务是为我们寻求舒适和幸福，且一旦确定我们是舒服和安全的，它便有能力放松下来。而君火，更有动力，总在为王国的利益而奋斗，在解开生命的谜团、为心寻找答案的过程中，它一直处于不安之中，这让我们在君火面前也感到一丝不安和不适，仿佛我们也像心脏一样，从出生到死亡都在稳定地搏动着，永远无法放松。

▼ 一位火行病人

我从临床病人中选择了一位相火做进一步阐述。我的病人丽贝卡身上展现了许多我们认为是相火的特征的品质——温暖，享受人与人之间的交流，有趣，以及深藏内心的脆弱感——相火一心想要奉献，却暴露在他人潜在拒绝之下的感觉。

这是一位 25 岁的年轻女性，身为极具天赋、前程似锦的音乐家，她却深受自我怀疑和自卑感的困扰。她最初是来治疗肩膀疼痛的。作为长笛演奏家，她担心这个症状会影响自己持笛。虽然她一开始跟我谈论的是肩膀疼痛，但我很快发现她开始激动地讨论生活中的人。她曾有过几段不愉快的友情和同样不愉快的恋情，每段恋情都是短短数月便匆匆结束。她的兴趣不在身体症状，而在于她与他人的关系，这是我们在治疗中谈论得最多的话题，与其他非火行的患者相比，她对这方面的兴趣一直以一种令人惊讶的程度持续着。人，以及她与他们的关系是她始终担心的问题。她肩膀的疼痛，虽然威胁到她的职业生涯，却从来没有像那些焦头烂额的人际关系那样成为她关注的中心。她的生活有一个明确的焦点，让她直接把注意力从自己转移到了别人身上。

她总觉得处理好关系是自己的责任，总在上面耗费诸多精力，试图把关系变得更加单纯和真诚——这是心在深爱时所需要的。她努力维持着自己的人际关系，关心的是让他人的人生道路变得平坦，无论自己如何，都努力确保身边的人安然无恙，甚至不惜牺牲自己的需求。她用微笑、言语和行动的方式奉献着，试图把自身的情感栖息之所——快乐带给他人。

第一次来接受治疗时，她的失衡表现为一种深深的脆弱感。

相火之官本可以为心提供防御，让她能退后一步，恰当地评估自己与他人的关系，但她却似乎没有力量去维持这种防御。她有一种倾向，要么过于迅速且不够明智地向周围的人敞开心扉，要么在这种敞开带来伤害时把自己全然封闭起来。这就解释了她结束恋情的速度，以及她某些友情发生动荡的本质。无论是两性关系，还是其他关系，每段新关系，她似乎都是闭着眼睛一头扎了进去，因为太害怕而看都不敢看一眼。

看到她的姿势是如何反映出她情感上的脆弱是很有趣的，我认为这在一定程度上解释了为什么她的肩膀如此疼痛。她弓着背，脖子上的肌肉绷得紧紧的，她经常把双臂紧紧抱在胸前，本能地做出防御的姿势。随着治疗的深入，她的相火之官得到了扶持，使她能更好地保护自己，内心越来越有安全感。她开始明白，在她一头扎进关系之前应先做观察，无论遇见谁，这都是明智且必要的第一步。我饶有兴趣地注意到她开始变得谨慎起来，某个其实是可以安全接近的人，她也会判断对方是会给她的生活带来好处还是麻烦。有一天她得意洋洋地告诉我，她觉得她刚刚遇到的那个人不适合约会，这让我感到治疗很成功。这说明火的防御网络已经足够强大，使她能免受伤害，并能为她提供必要的保护，使她的心在小肠的帮助下准确地判断她应该做什么。

所有这些变化都直接影响到了她的身体姿态。她不再把双臂紧紧抱在胸前，走路更加挺拔，肩膀向后舒展。颈部的肌肉放松了，下巴的肌肉也跟着放松。她告诉我，由于这些姿态的变化，她不得不回到老师那里重新学习，调整自己持笛的姿势！我对此的理解是，这些迹象表明她的内部防御机制已足够强大，不再需要动用手臂的身体储备来保护她。这些变化都减轻了她对未来职业生涯的担忧，也让她显得于人更加开放、于己更加自信。

现在，如果把丽贝卡和木行病人詹姆斯做比较，我们会说詹姆斯的生活更向外，注重日常事务是否成功完成；而丽贝卡的生活更向内，注重的是更为复杂的人际关系。在阅读我对她的描述时，我还注意到，我并未像写詹姆斯时那样，提及彼此之间复杂的动态关系。困难之处不在于我们之间的关系，也不在于我和詹姆斯在划定彼此界限时的权利斗争，而是在于提升丽贝卡对他人入侵的敏感程度。

当我对情况发表意见和评价时，她只会听取她认为正确的部分。尽管她积极欢迎我的参与和指导，但如果她认为我干预过度了，便会把自己封闭起来，对我关闭心门，竖起一堵无法穿透的墙。这是一种保护机制，但过度的自我保护则是失衡的表现，就像詹姆斯的木对控制的过度需求亦是失衡的表现。这说明治疗虽让她更加平衡，却并没有完全消除她的倾向——她对所处关系的性质容易出现失衡的评估，从而对他人的做法产生误解。

▼ 压力之下的火

与动物相比，人与人之间的关系有更多容易发生冲突的领域，因为动物的关系结构显然更为简单，从同伴那里需要的东西也更简单。正如与其他高等动物相比，人类身体结构的复杂性使其操控难度更大，出现问题的概率也相应增加，因此，人类的情感和精神生活的复杂性也同样对每个人提出了更高要求。如此一来，难怪由心所主的最神圣、最特殊的部分，也成了人们压力最大的部分。在这个日益复杂的世界，比起消失在丛林中的原始村庄里狭小而紧密的圈子，人们的关系要复杂很多，当人们相互碰撞时，火这一行的工作将极为繁忙，只需看看每天的电视便能找到证明。

我们可以看到，无论是身在家中，还是在演播现场，大量观众被拉进了一个由各种关系组成的网络——在诸如各种脱口秀、《老大哥》（*Big Brother*）、《X 音素》（*The X Factor*）及各种类似的节目中，在面向数百万观众的全球舞台上，主持人、观众和参与者越来越肆无忌惮地玩着互动，参与者之间的互动也越来越多，于是在电视聚光灯的照射下，人们被鼓动发展着各种关系，很多时候甚至是性关系。在进入与另一个人的新关系时，心需要做很多微妙而棘手的工作，而在这里，心被剥夺了这样的隐私和时间。难怪这样的节目可以吸引大量想要获得间接体验的观众，如此一来，他们便可以不冒任何风险地洞悉心在工作时的小秘密。

如今，过去被视为堕落的行为却日益为人们所接受，这个大众传播的时代给人们带来的压力可见一斑。如果你看过深夜的电视频道，某个时段你会看到某个近乎色情的频道，现在却连孩子也可以观看，这让我们这种在更单纯的环境下长大的人感到瞠目结舌。同样令人震惊的还有网络聊天室所带来的扭曲——小女孩可以看似安全地坐在卧室里沉溺于性讨论，而她的父母却浑然不觉地坐在楼下喝咖啡。这将多么危险，幻想和现实之间的界限变得模糊，上一辈的人用他们一生的经验所能提供的自然保护已经不复存在。互联网这些复杂发明，让我们告别了纯真的年代，我们都过于早熟。的确，对于这个充斥着各种古怪而反常关系的世界，年轻人已觉得司空见惯，可悲的是，他们现在比他们天真的父母显得更老气横秋，经验老到。失去这种纯真，我们将在许多方面付出代价，如果拒绝在年纪轻轻、感情萌动时浅尝辄止，贸然进入感情的深水区时，将只能挣扎求生。

发展关系时，心需要有庇护之所，人们却越来越忽视这一点。这些本应是人类最深层次的体验，却遭到轻视，于是问题也随之而来。每一行都以不同的方式经受着现代生活带来的压力。木的压力表现为"路怒族"和"空怒族"的不断增多，以及酒精和药物滥用的不断增长，这些都是它控制能力崩溃的证据。火的压力表现在各种专业助手（针灸师当然也包括在内）的大量增加，他们的工作几乎完全致力于指导病人和来访者解决关系问题。过去，无论是伴侣、家庭成员，还是朋友，或许一生都在吵闹中度过，无论他们之间的问题能否解决，选择都是一种奢侈。如今，我们与关系之外的人对这些为我们带来烦恼的关系进行着无数次的讨论。人们不再有隐私，也不再认为无论命运有多艰难都要默默忍受。以前的人们认为履行自身职责能带来某种程度的幸福感。幸福，本意味着心的平静，如今却有了更多自私的目的，这些目的常常是相冲突的，因为心原本是一个无私的器官。

我们讨论的这些话题，极大地考验了我们辨别是非的能力，以及分辨对我们的情感健康孰利孰害的能力。这正是小肠的功能所在。如今，小肠越来越难以正确区分利弊，让我们更加困惑。过去时代的道德观现在看来已经过时，却几乎没有可以取而代之的标准，道德的边界模糊得让人不安。这些都为火增添了巨大的压力，因为恰当处理人与人之间的关系正是火的职责所在。这便是火需要辛勤工作的领域，如果工作出色，也是其获得巨大回报之处。

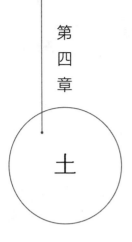

第
四
章

土

　　火的挑战是留住阳光，阻挡黑暗的到来。但随着夏日一天
天过去，它越发疲倦，白昼开始变短，它的领域一寸一寸向其
子——土移动，而土，火之全部温暖的产物，形成了五行之循
环的中心。尽管夏末的太阳仍有余温，我们感觉到大自然开始
转向自身，它预示着一切将要回归到秋天的黑暗之中。在五行
循环的旅途中，我们现在正站在十字路口，分隔南北与西东，将
一切拉向土这一中心，就像孩子被拉向母亲，因为土从各个方面
而言都代表着母亲。

　　我们目前为止所看到的这两行只朝一个方向移动，它们的

脸都朝向外部，远离自身。木大步迈向未来，火将这种步伐转
化为一种朝向他人的运动，将所有人囊括进一个关系的世界里。
同这两行一样，土的某些部分仍然是面朝太阳的，但在这种推力
的基础上又增加了一个对自身的拉力。

　　我们已经看到，木如何为生长的一切刻上芽苞的轮廓，而火
的温暖如何使它们绽放。现在，在一片茂盛之中，迎来了土对
所有这些活动的收获。夏季的至阳结出了果实。一年慢慢从阳
转阴，进入长夏或收获季节。白昼虽然逐渐变短，但仍然一片
金黄，空气中也依然残存着盛夏的阳气，但我们开始感到向下的
拉力，因为树木和庄稼上的累累果实已向地面倾垂，或者也可以
说是开始向阴的方向转化。

　　七月下旬漫步于田野，可以看到这种沉重如何转化成了此刻
我周围的一切。夏天的光影暗淡了下来。万物渐呈灰黄，有些
发蔫，仿佛所有的新鲜都被太阳蒸发了。夏至刚过，黑暗还未
来得及侵蚀夏日漫长白昼的光亮，然而奇怪的是，万物曾经如此
清晰而耀眼，却转瞬就变得暗淡无光，巅峰已逝。叶片微微发
皱，边缘仿佛磨损了一般。饱含着夏日阳光的温暖，土开始转
向自身内部，某种向下的运动开始了。空气中那一丝轻微的沉
重感暗示着白昼的变短，季节的轮回在不知不觉中转变了方向。

　　今夏又热又干，土地中的水分被蒸发得一干二净，收获提
前了好几周。植物被太阳晒得发黄，茎干里的新鲜汁液也干了，

脆脆的，仿佛在为被收割做着准备。那些仍保持着绿色之处，植被依然柔软，仿佛在顽强地做着最后的挣扎。走在乡间，耳边传来拖拉机在长夏温暖的落日余晖下收割庄稼时发出的轰隆声。玉米干了，空气中尘土飞扬。即使是最轻微的风，也能将细碎的谷壳吹至空中，在我脚边打着转。当干燥的颗粒飞至鼻腔，我忍不住打了个喷嚏，咳嗽了几声。天气依旧很热，但与盛夏的炎热不同。这种热带着一种沉重之感，空气都仿佛因此而重了几分。日子正开始一分一秒地向黑暗逼近，每一分钟消失的光亮，都在提醒着我们黑暗的来临。

拖拉机在田间来回穿梭，轰隆声不绝于耳，因为无论是田野里丰盛的粮食，还是树枝上的累累硕果，都必须认真收割和采摘，一旦太晚，就会被秋天腐烂在脚下。炎炎夏日那拖曳的脚步终于加快了一些，因为空气中的某种紧迫感让我们意识到，如果不想两手空空地走进秋天，让粮仓空空如也，就必须从倦怠中醒来，与温暖的惰性做斗争，去收获那些我们需要的东西。

芽苞和花朵共同创造的一切，都包含在果实之中，被浓缩成了营养丰富的果仁。苹果、坚果、番茄、黑莓和玫瑰果，都是过去之繁华的产物，它们被浓缩成足够小的形态，为人和动物提供营养。木和火的向外扩张现在被拉向内部，形成土工作的产物——小块的食物，准备着熟透时掉落下来。从地里发出的嫩芽，长成了树，结出了果实，成熟而饱满地挂在枝头。我们只需站在那挂满沉甸甸果实的树枝下，张开嘴，果子就会掉入口中。站在大自然中，我明白了为什么我们体内的土是我们内在的"家"，它为我们提供食物和休憩之所，是象征母亲的一行，我们与生身母亲的关系与土密切相关。

但土代表的不仅是它为我们提供的用以充饥的果实，也是这些果实赖以生长的土地。土在高山之巅，也在洞穴深渊，可以是茫茫沙漠，也可以是乱石断岩、深冷沟壑。土可以是流沙，也可以是大洋所在的坚硬板块。土的巨腹可因树木而膨胀，也可因山脉而隆起，可如山谷般深陷，也可如原野般平坦。土的身躯上，生长着我们维持生命所需的一切。

火在舞台中央全然开放地生活着。它在众目睽睽下学习，成败皆有目共睹。火从远处发出存在的信号，因为它总是如此清晰可见，即使在黑夜中也闪烁着光芒。当火将所做的一切宣告于众，在其脚下，深藏于视线之外的地方，隐藏着另一行，它所冒的风险更小，也能更明智地深藏不露。就像母猫温柔地注视着小猫在她身上玩耍，土亦允许我们在她身上嬉戏。土就像宠溺孩子的母亲，无论我们如何对待她，她都永远不离不弃，正如所有母亲应做的那样。她步履缓慢，因为她背上承载着整个世界。土的职能是建立和巩固，不是去行动，而是去成为。生命渗入土地。土等待着他人前来，在它身上播种和收获。

土是万物之基，也是一切发生之地，因为一切都发生在地表。它不需要像火一样向外寻找。万物自会回归于它。无论我们多么渴望远走高飞，地心引力都将我们牢牢拉回它的怀抱。人们在地面行色匆匆，忙碌地经营着他们的小日子，而在深不可测、坚不可摧的地下，我们的中心依然坚如磐石，稳定、深沉且静止。

但是，如果生活的压力使它无法保持稳定，威胁到它平静的表面，又会如何呢？动荡的涟漪可以穿过岩石，建立在它坚实基础之上的城市，只需最轻微的震动就可以化成废墟。地震可以瞬间摧毁我们花了几个世纪才建立起来的一切。每隔一段时间，土的阴暗面便会显露出来——大地腹部撕裂，浓烟滚滚，岩浆喷涌，露出藏在那怡人的草甸、柔和的溪流和摇曳的玉米地下的地狱般的狰狞，即使是脚下坚固的岩石也无法保护我们。土深深蜷缩在自身之中，试图避免承认自己的不安全感，岩层却在下面起伏摇晃。

火会向所有人发出痛苦的信号，土则转向自身，将痛苦深深掩埋。它在自身内部躲藏着自己。这可以成为它的天然防御，也可以成为其阴暗面。如果生活压力太大，它就会消失于自身内部。从这个意义上说，尽管它的外形看上去可以坚固而陡峭，它仍是难以捉摸的一行，因为我们不知其身在何处。除了表面上可见的那一小部分，其余的都被隐藏起来。当为生活所扰，它就会悄然潜入，变得几乎了无踪影。它的身形如此巨大，到处可以藏身。此乃必要的防御，正如火，尽管更加显眼，亦需要隐藏在它的微笑之后。当土受到攻击，必须知道如何退回自身，但当它失去控制时，它想要继续隐藏的天性就会变成过度的掩饰，使其消失于自身内部，再也无法寻回自己。由于它无处不在，因此很容易融入整体之中，让人无从分辨，其自我认同感便在深处消失了。

　　稳定、力量、忍耐、支持、滋养及从容自在，这些都是属于土的伟大祝福。而其阴暗面，则是无常、不稳定和对无法自在的恐惧。如果脚下的岩石都能被地球腹部最轻微的隆隆声震裂，那么世间就没有任何稳定的依靠了。我们不安全地栖息在自认为安稳的地方。土教导我们必须学会依靠自己而非他人。

▼ 土之引力

　　作为与周围之人关系最密切的两行，火与土的最大区别是土的引力，这是我们都能体验到的土的特征之一。火的运动方式是向他人延伸，而土的运动方向相反，火曾经付出的爱如今被土索要回来。

　　土总有一种将人拉近的特性，仿佛有一种力量把我们拉向它的中心，将我们拉回脚下地球的地心引力便是物理上对这一特性的反映。重力是宇宙编织在我们周围的物理之网，想要暂时逃离它，只能通过那些充满勇气的壮举。太空中的翱翔，是我们不顾重力的紧紧束缚，向宇宙发起的小小挑战。地球的引力如此之大，即使是最伟大的运动员，在被拉回地面之前也只能腾空几秒，而撑杆跳高运动员在杆的帮助下，也仅仅能再将高度抬高几英尺。我们都知道要把飞机升到空中并停留在那里需要多大的力量，要让一枚火箭摆脱重力所需的力量则更加无法想象。

　　我们每时每刻都在受到地球引力的牵引，却通常浑然不觉，除非像我最近的一次经历那样让我们意识到它的存在：当时我正躺在浴缸里，懒洋洋地等着水排干再出来，这时，我慢慢感觉到皮肤被一股强大的力量吸向地面，我感觉自己正在体验的引力与火箭离开地球大气层时宇航员脸上反映出的引力是类似的。这样的比较或许有些夸张，但我的身体对重获重量感的反应如此强烈，这个例子并非毫无意义。如果你也亲身体验过，就会更加了解土的引力。这种引力反映在它所做的一切中。它吸引着一切，就像轮毂吸引着车轴的力量，使车轮得以转动。

　　早期的五行图中，土还未被移至外围，而是位于中心，其他四行如辐条一般围绕四周。就很多方面而言，早期的五行图都更真实地反映了土的枢纽地位。土是轴心，是十字路口，万事万物都需要通过它才能以各自的方式转到另一行。轮毂带动辐条转动，其速度却比辐条慢，因此，土行人在等待处理他人的事情时也存在类似的缓慢，木或火则不会如此被动，因为即使当这两行失衡时，那种向外的运动仍然存在，无论如何隐藏，都可以在火的微笑或木的急躁中表现出来。

无论土走到哪里，都带着一种潜在的沉重感（我猜可能很少有土愿意做跳高运动员！），这就是为什么土常常不喜欢飞行的原因之一，因为离开地面时，是在迫使身体远离他们渴望的、与脚下土地的安全连接，对有些人来说，这代表着一种极端的分离，因为这样仿佛切断了他们与土地连接的脐带。在某种程度上，每个人都是如此，无论我们如何假装，在上升的过程中都会经历短暂的恐惧。飞机起飞和降落时，尽管乘客们早已对此习以为常，机舱里总会出现瞬间的安静，我常被这种寂静所吸引，仿佛在那一瞬间，人们突然想起自己是多么大胆，竟敢违抗大自然的引力。

土必须先满足自己，因为如果没有得到足够的养分，任何植物都无法结出果实，这让土具有特征性的双向运动，正如它在五行中所处的枢纽地位。它索取，然后给予，只有在索取之物已足够滋养它时才能给予。这不仅体现在我们用来滋养自身的食物上，也体现在我们的思想和感情上。就像联合收割机从玉米秸秆中提取出玉米，通过搅拌来提取果实这样的加工处理活动是土带给所有活动的礼物之一，而我们内心世界的果实也同样需要经历这样的过程。土需要从他们吸收进内部的东西中提取出精神食粮和理解，因此，土是最深思熟虑的一行。在消化一个想法之前，他们可以思考很久，大费周章之后，才能从中提取出那个果实——事情的意义。其他行的人将利用土的努力来帮助他们加速思考，尤其是土之子——金，他们建立在土加工处理的基础之上得出的结论，无论是速度还是敏锐程度，都让土望尘莫及。但正如我们将看到的，金的任务与土完全不同。

每一行处于困境之时，都会向外界寻求它无法为自己提供的东西，那些独特的天赋，此时却变成了难以承受的负担。这些方面将成为他们不满的焦点，因为护持一行会意识到自己未能提供本应提供的东西，不断责备自己缺乏慷慨。那些我们表现出最大不安的领域，可以用来衡量哪一行对我们最为重要，因为它们指向那些我们梦寐以求却无法企及的东西。就像木在失衡时会倾向于将一切交由他人来安排和计划，火会试图在不需要的地方播撒爱和温暖，土则会向四周索取他们本应提供的滋养。失衡时，土会因饥饿而痛苦，就像干旱而荒芜的沙漠，当没有东西可以给予时，他们也不会给予。当自身失去滋养，就必须紧紧抓住他们原本可以慷慨给予的一切，否则就会挨饿，因此，如果土陷入困境，就必须变得自私。土饥肠辘辘地站在自身空空如也的储食柜前，要求他人将其填满，索要着自己本应给予的。

当我们身处痛苦中时，会贪婪地藏起本应分享的礼物，因为我们不知道自己在给予时是否会掏空所有。每一行都有自己

的独特需求，木希望整个世界都按照它的喜好来安排；火希望
整个世界都接受它的爱；而土，则希望全世界都来喂养它，因为
土——这个火无比疼爱的孩子，内心住着一个饥饿孩子的灵魂。

我们与食物的关系在很大程度上取决于我们从母亲那里得到
了多少照顾，还进一步取决于我们在物质和情感层面给予了自己
多少滋养。当一顿精心准备、在烹饪过程中就已经香气四溢的
大餐被端上餐桌，一家人围坐四周其乐融融地享用美食时，这样
的食物所能带来的营养是盛在冷盘里的罐头食品所不能比拟的，
至少后者无法给一个有敏锐感知能力的婴儿带来多少营养。那
张被亲朋好友围绕的餐桌，象征着土位于中心的角色。想到土
时，这才是我们应该联想到的画面——丰盛、满足、深受滋养，
于是终于能够滋养他人。

在体内执行土之功能的两官是胃和脾。胃消化身心的所有
活动，而脾将消化的结果输送到身心的各个角落。胃类似于水
泥搅拌机，搅拌进入胃中的东西，将它们分解成更小的部分，再
转交给脾来输送，就像某种环形传送带。脾胃二经在身体的循
行部位用有些奇特的方式展现了土在中央的位置，这一阴一阳
的两条经络在经过胸腹部的重要区域时，竟是绝无仅有地并排循
行的，只有当它们到达下肢时，才稍向内侧和外侧分支。所有
其他相表里的阴阳两官都沿着身体的不同部位循行，要么在后
（阳），要么在前（阴），或者要么在身体的外侧（阳），要么在

内侧和中间（阴）。而土却相反，我们看到胃紧挨着其阴脏——脾，而且，尽管胃属阳，其经络循行却通过最阴的部位——乳头，仿佛在主张以这种方式统一阴阳。

土是个巨大的容器，承载着整个世界的重量。土最大的课程是从自我中挣脱出来，学会独立；它的挑战是摆脱自身的束缚；它的恐惧是可能永远不知道生命是什么，土地上永远死气沉沉，一片荒芜，担心自己可能永远无法生长出生命。火的恐惧在于它可能永远不知道爱为何物，一颗心永远冰冷，担心自己可能永远无法去爱。木担心的是被拒绝生长，芽苞永远紧闭，自己可能永远不会被允许展开。

火燃烧着木，而土是炉灶。

戴安娜王妃

土在我们身上烙下的颜色为黄，平衡时，如同成熟玉米之金黄，它的气味为甜，声音娓娓，我们称之为唱。其情感为同情，在英语中，意指同情他人的能力，但在其词源希腊语中，更多的是"感同身受"之意。土的情感还被称为"思"，表示其与思维过程有关。我在上文中提到，生命可以说是渗入土壤中的。土不像木或火那样主动，它作用于被给予的思想、情感或食物等原料，接受它们，并在内部将其转化为可以消化的形式。如果我们想象脚下的土地等待着雨水的滋润，或等待其中的种子迸发出生命，眼前就会出现这样一幅画面：土将他人的情感代入自身，再转化为自己的。这一接受和消化的活动代表了我们所说的最广义上的同情。

如果我们感受到朋友的某种感受，我们可以通过理解来传递这种感受，她会把这种理解看作是我们在表达同情。如果我身处困境，那些表现出理解我的感受的人，会被我认为是富有同情心的人。他们表现出理解我所经历的一切，这样的做法给了我安慰。这种安慰让我好受了些，不管他们是否在用语言表达这种安慰，我的负担都暂时得到了减轻，因为感到有人帮我分担。土平衡时，这是我们期望在他们身上看到的情感。他们能够吸收我的痛苦感受，并在内心将其转化为同情理解的语言或身体表达（例如，通过关切的眼神、温暖的话语或触摸），这样我就能感受到我的感受有了回应。这种安慰的能力，就像母亲安慰孩子一样，是所有人内在的土能够给予的礼物。

但是，土能表现出多强的同理心，将与多方面的因素有关。由于护持一行需要努力维持自身的正常运行，它赋予我们的所有主要特征都处于持续的压力之下。木可能会对他人的愤怒做出不恰当的反应，火也可能会对他人的快乐做出不恰当的反应，或者无法表达出快乐。当他人需求同情和理解时，土也会做出不恰当的反应。从表面上看，土应当是最仁慈、哺育所有人的代表母亲的一行，但当他们充满需求时，可能会变得极度缺乏母爱。如果对土需求过多，他们会失去同情心，变得坚硬、拒绝同情，因此，在平衡时本应是最能理解他人的一行，在失衡时却变得最为铁石心肠，因他们自己拒绝理解和滋养，便剥夺他人获得理解和滋养的权利。土的失衡也可能表现为夸大他们的关心。对于那些对他们需求太多、快把他们掏空的人，他们不带感情地说着"唉，太可怜了"或"太糟糕了"，显得如此空洞，实际上是在借这些话远离那些人问题。给予和索取是土的本质，在这里却发出令人困惑的信号，因为同情本应是预期中的恰当情感反应，土却拒绝给予。土将永远具备这种双重品质。在他们的给予中，总带着索取的渴望，而在他们的索取中，也总包含着给予。

作为最著名的土行人，恐怕没有比黛安娜王妃更能说明这一点的了。在她身上，一方面是极端的给予，另一方面却是极端的索取，以至于一些人认为她极度自私，另一些人却认为她极度无私。事实上，可以说她集二者于一身。在那次著名的电视采访中*，她邀请全世界来见证她对同情的需求，与此同时，她又致力于帮助饥饿儿童和艾滋病患者，并毫无疑问发自内心地为禁止使用地雷而斗争着。土这两个相互冲突的方面，在她身上表现得淋漓尽致。

---

* 译者注：指 1995 年 BBC 对黛安娜王妃的采访。

她那恳求的声音，带着所有土都具备的摇篮曲般的唱音，要求千百万观众像对待孩子一样照顾她，像母亲般关怀她，她也满怀感激地接受着我们的同情。当她去世时，那些她曾给予过同情的残疾人和边缘人群悲痛无比，这真实地反映了她向他人提供她所渴望的东西的能力，她能够按照自己的需求来喂养他们。作为这个世界上最有名的女性，她生活在公众苛刻的目光之下，因此她所需求的满足也甚为极端，她甚至会向那些偷拍她的摄影师索取关注，故意邀请他们来见证她的私人时刻。

作为旁观者，她矛盾的需求确实让我们感到困惑，且常被她激怒，而作为土，这种矛盾需求正好体现在了她的饮食失调上。这证明土之官——胃无法很好地滋养自己，上一刻还在狼吞虎咽，下一刻就已饥肠辘辘。我们都知道她在年少时失去了母亲，很可能她从未完全从这种缺失中恢复过来，而母爱是所有人都需要的，这样我们才能反过来好好滋养自己和他人。

有人说她是位尽职的母亲（无私地给予），但她却不管不顾地让孩子们看到她在数百万观众面前攻击他们的父亲（自私地索取）。即使有着这数百万人的仰慕，也无法让她感到满足。这便犹如土站在自己空空如也的食橱前，恐怕没有比这更好的例子了。在她身上，我们可以清晰地看到那个饥饿孩子的幽灵，由于童年时被母亲抛弃，在她短暂而悲惨的一生中，似乎一直在向周围的人寻求安慰和滋养。

▼ 一位土行病人

为了加深大家对土的理解，更详细地说明土的特性，我还将以一个病人为例。我选择了安迪，他在我这里治疗已有十多年的时间。他最初寻求帮助是因为他觉得自己的生活陷入了某种绝境之中。他现在 50 多岁，是一名商人，拥有多家连锁店。他将治疗视为确保他能维持平衡的方式，并感谢我给予他的支持和理解，这正是他的护持一行所需要的。这周来治疗时，他先是躺在治疗床上叹了口气，然后舒舒服服地盖上毯子，开始长篇大论地讲起上次见面之后发生的事。

他总是有着自己既定的安排。有些事情是他必须告诉我的，而且必须按照一定的顺序和方式来告诉我。如果话被我打断，他会有些不自在，仿佛那趟行进中的思维和语言的列车被我强行拦了下来。我的任何插入，都会破坏这个有着自己节奏的思维过程，我必须小心，不要打破这个循环。我是可以发言的，但前提是我的发言不会妨碍他滔滔不绝地讲下去。我任何不恰当的干扰都像是给了这台水泥搅拌机一次撞击，让它的转动出现不稳定。他会说不出话来，脸上露出困惑的神情，仿佛很难重新调整他的思维，我得等他重启后才能继续说话。当我打断他时，他就跟没有听到我插的话一样，会继续从被我打断的地方讲起。

他需要把我拉进他的世界，一口一口地把我吞进去。他要求我参与他对事情的处理过程，我的意见是必不可少的，但我不能以任何方式干扰他的反复思考。因此，当思想的车轮在他头脑中转动，任何的打断都会被视为不和谐。这些打断常常被他忽视，就好像根本没有听到一样，因为他是如此专注于这种内在的思考运动。或许点头或说声"嗯"表示我听懂了比想象中更为重要，因为这是在向他表明我能理解他告诉我的东西，而理解对土而言如此重要。土或许确实是需要听众参与的，作为参与的标志，我就像某种配料，连同其他的想法和感受一起被扔进土的嘴里，就像水被倒进混凝土搅拌器，或油被加进旋转的机械装置里。

这种循环式的思维是土特征性的思维方式。我们已经看到，土的功能是将它得到的东西进行加工处理，将其变成可消化的形态。这个搅拌的过程把原料变成了新的、更光滑和更具可塑性的物质。这类似于我们会先把食物咀嚼一遍，再吞下去以化生我们赖以生存的营养。土进行着这种连续的加工工作，如同母亲把她摄入的食物和水转化成喂养婴儿的乳汁。当安迪躺在那里告诉我他想说的话时，思想的原料在他来时就已经存在了，我可以感到，他说话时头脑中在搅拌着这些思想，再生产出语言。他向内看向自身，正如地球（土）的向内旋转。

同样，土作为中心，无论做什么，都需要他人围绕在身边，不喜欢长时间孤立地工作。消化思维是土的职责之一，但在这一过程中，土也需要他人提供的思想和互动作为助力，需要外界源源不断地输入来促进吸收。空着嘴很难咀嚼，空着胃也是如此，没有其他营养物质进入，唾液很快就会干涸。胃的不停搅拌象征着土常能从事这类枯燥而痛苦的工作，但也说明了一些对土而言至关重要的东西——土虽是五行中最具肥沃潜质的一行，但它本质上是贫瘠的，需要其他行在其中播下种子，提供空气和水，并使其成熟。这便能解释土行人时常体验到的空虚感，仿佛因缺乏滋养而饥饿万分。

因此，和安迪在一起，我感到我的作用就是用我的思想尤其是理解来滋养他，我要做的便是给予，来满足他似乎是永无止境的需求。但我不需要介入实际的处理过程，土认为这是他们应该独立完成的任务。他也非常关注自己，他的宇宙中心由"我"字构成。尽管他是一位非常愿意付出的丈夫和父亲，但毫无疑问的是，他家庭围绕的重心是他的自我感受。当他失衡时，就会失去这种"我很重要"的感觉，土天性中的自私，即过度以自我为中心，就会再度显现，让他无法顾及他人的需要。这周安迪便表现出了这一面，他的家人要搬走了，于是他变得焦躁不安，试图找到一个新的生活方向。他感到中心正慢慢从他身上移开，这对一个无论是家庭还是生活中都需要处于中心地位的人来说，是充满威胁的。这就好像以前他是轮胎的轮毂，现在轮胎却稍微发生了偏离，他的生活模式被扰乱了。

　　自从来接受治疗以来，他的感官信号已经发生了改变。最初的萎黄色变成了亮泽的金黄色，这是我们认为土平衡时的颜色。他的气味从有点腻人的气味变成了我们称为"香"的令人愉悦的香甜味。治疗之初，他的情感类似于无法表现出任何同情，现在已变得更加柔和，使他能更好地展现出天生的同情他人的能力。他的唱音不再那么夸张，变得更加柔和，不再那么需求听众的关注。

　　作为安迪的治疗师，我感觉被拉到了一个圆形运动的中心。而与木行病人詹姆斯在一起时会有直接的争论和交锋，这不一定是为了我自己的权利，而是为了充当他的陪练——一个让他能在对抗中找到界限的人，仿佛他最终需要超越我才能达到目标。和火行病人丽贝卡在一起时，我与她是面对面的，但我感到自己对她个人很感兴趣，并在此意义上与她建立了某种关系；我感到对詹姆斯而言，我是谁并不重要，重要的是我能为他提供什么。这些是我们迄今为止所研究的三行的基本特征，这些特征有助于我们区分每一行表现形式之间的细微差别。

　　如果我的母亲、戴安娜王妃和比利·康诺利都是我的病人，作为他们的治疗师，他们会向我提出不同的要求，他们的要求反映了他们护持一行的不同。母亲想要的是一种干脆利落、积极向上的专业性，以及立竿见影的效果；黛安娜则需要我对她生活的方方面面给予密切和专心的关注，并花时间聆听她说话；而比利·康诺利则或许会让我和他一起嘲笑他的问题，以此来摆脱烦恼。如果我把与比利·康诺利相处的方式用在戴安娜王妃身上，她会感到失望，因为我没有让她说出自己的感受。反过来，如果我像倾听戴安娜王妃那样对比利·康诺利充满同情，他也会很不喜欢。我的母亲，虽然也喜欢一点同情，也能嘲笑自己，但这两者的程度都有限。她更需要的是让治疗迅速见效，对同情的需求和觉得事情可笑的能力都位居其次。

▼　胚胎中的五行

讲到这里，如果我们继续观察土这一行在每个人生活中的另一种最基本的表现形式，或许可以扩展我们对土的理解，这便是母亲在我们的生长发育中所扮演的养育角色。当我们最初孕育于母亲子宫时，我们全然依赖于她，而婴儿和童年时期对母亲的依赖则逐渐减少。正是母亲体内的脏腑（官）最初的工作，我们自己的脏腑（官）才逐渐学会承担责任，而当我们独立生活时，这些责任将完全交由我们自己的脏腑（官）承担。

从受孕到出生，我们每一个细胞都在母亲体内，只有依靠她提供给我们的一切才能生存。是她的肺为我们提供生存所需的空气，她的心为我们提供最初的心跳和血液流动，最终形成我们自己的心和循环系统，是她的胃和其他官消化她吃下去的食物，并将其分解成微小的营养物质，通过胎盘进入我们的身体，是她的大肠清除了我们胎儿时期的排泄物。通过胎盘中的液体的循环流动，她自身的每一官为胎儿发育中的每一官输送着必需的养分。这个过程不仅在于身体层面，还包括我们之前了解到的每一官所特有的情感层面。它们也必须在出生前就发育好，与每一官的生理发育是同步进行的。

因此，当小小胚胎生理层面的胃逐渐发育，开始消化食物时，它也开始思考和消化这些思想，并逐渐发展出为他人着想的能力，这最终将使它能够给予他人同情。它需要时间才能发展出将这些想法转化为语言的能力，但在此之前，我们可以看到幼小的婴儿是多么仔细地研究他的环境，试图将这个朝气蓬勃的新世界中发生的一切都吸收进他尚在发育中的小小身体里。每一官都在类似的刺激下发展着其特殊的功能，身体和情感层面同时进行。这一工作将首先从子宫开始，尽管我们与土的养育能力联系最为紧密的时期是在子宫中时，但即使到了童年和成年时期，它也将一直持续，而且或许永远不会停止：我们通过脐带与母亲紧密相连，还通过一条无形的脐带与土这一行所代表的母亲相连。

生理学知识告诉我们，不同的器官在胚胎内的发育时间不同。这些器官的情感层面也一样，有些需要更长时间才能发育成熟，比生理层面需要的时间长很多。人类的成熟过程非常漫长，在青少年后期（这只是如果，也可能永不！）才会进入成年期，因为脏腑（官）只能慢慢学会尽可能恰当地平衡他们的情感需求，逐渐发展出成熟的情感结构。如果像我们所希望的那样，身边有家中长辈明智的陪伴，引导我们穿越代表着年轻人进入成年生活的情感雷区，将是何等幸运之事！但我们都知道，不幸的是，实际情况并非如此，这种引领可能离所需要的差距很远，但理想的情况应当如我们在电视上的自然节目中看到的那样，成年动物如此无私地抚育和保护它们的幼崽，这让许多人心生向往，或许是因为这些场景让我们回忆起那个充满父母关爱的天堂，而在现代社会中，我们实际得到的与此有着天壤之别。

每一行成熟功能的痕迹都如种子般存在于婴儿体内，等待着最终生长成熟。正如最初胎儿尚在子宫中时，为使其处于胚胎期的胃能够消化，母亲会通过自己的身体为其过滤食物。在婴儿出生后的几个月里，母亲又用自己的身体将食物转化成乳汁，因此，当婴儿无助地躺在摇篮中时，他所经历的一切，都在某种程度上经过了父母和周围环境的过滤。之后，母亲用叉子将食物捣碎，或从罐头里取出现成的食物给他，这与鸟妈妈给雏鸟做的一样，只是方式略有不同，但都出于相同的原因。至少需要4~5个月的时间，孩子才能摄入固体食物，且在最初的几年里，他将继续以各种流质食物为主。除了食物，婴儿还将从环境中吸收营养，父母也会充当所有这些事物的加工者和翻译。

从人类婴儿的角度来理解这一发展过程很有帮助，因为婴儿刚出生时，各个方面还未发育完全，必须通过学习，才能逐渐学会控制身体和环境，直到有一天能在没有外界帮助的情况下独立生存。这个渐进的学习过程在不同五行能量的引导下进行，因为各种器官和功能都是在它们所属五行能量的引导下趋于成熟。

我将以火为例来说明成熟的脏腑（官）学会履行职责的过程是多么微妙，以及它们在受到攻击时是多么脆弱。心是第一个正式发育为器官的官，但它的出现取决于两个更早发育的对它起保护作用的官——三焦（主温度调控）和心包（主血液循环）。当我们的生长细胞分裂时，这两种功能最早出现，并且在所有官中拥有最广泛的职权，支撑着其他所有官的工作。在它们的作用下，心才能在胚胎中展开。就像微小的蓓蕾不断开放并向四周扩散，为一个又一个细胞赋予生命，这两官为发育中的胚胎注入足够的血液和热量，使心脏得以形成，然后心脏再开始泵出血液，使一个又一个器官得以生长和维持。每个器官都如同蓓蕾，相继在我们体内伸展开来，像枝条上的蓓蕾一样彼此相连，在如同树汁的血液的滋养下，慢慢绽放形成成熟的器官，它们都具有复杂的相互作用的功能，这些功能对我们的成长都至关重要。

我们如此脆弱，处于外界压力威胁之下的时间却比动物要长很多，周围环境的失衡太容易对我们造成影响，多么希望充斥在周围的不是这些失衡，而是爱和保护。或许也有例外，但我常认为，若有任何一个人在平衡状态下走向成熟，将是多么令人惊讶，这个拥挤的星球上生活着亿万生命，都在为自己的狭小空间而战，身处其中，我们的压力可谓巨大。而我们的十二官，不仅需要多年的成长才能履行全部职能，工作背景也是如此混乱，在这个漫长的过程中，还往往得不到足够的支持来平衡发展，在这里，没有哪一官比火之四官更脆弱，而我们最重要的官——心，正是火的中心。

但当我们刚出生时，这些功能和我们身上的其他功能一样，仍处于发育的最初阶段，需要父母的悉心呵护。孩子能否成功地接管这个角色，将取决于他们所依赖的父母能否履行好保护的角色。例如，孩子会向父母寻求帮助来判断某个情况或某个人是安全还是危险的，而这正是心的保护机制所起的作用。又或者，婴儿即使在最暖和的夏天也需要穿外衣，但没有大人的帮助，他无法穿上，而如果天气太热，又需要把衣服脱下来，孩子需要好几年才能学会自己视情况增减衣物。因此，在婴儿生命的早期，父母和亲人在一定程度上扮演着心包、小肠和三焦的角色，为婴儿脆弱的心筑起第一道防线。火的功能（心及其保护经络）会在婴儿体内出现，但是是以不成熟的形式存在，等待着生命的指令来促使它们充分发展。

木之二官也可以进一步说明，它们在我们从胚胎到成年的过程中扮演的角色是如何逐渐发展的。我们知道，木控制着身体和灵魂所有活动的表达，并与计划和决策的各个方面有关。如果我们观察一个刚出生的婴儿，会发现他的动作很少是有组织的或协调的。他还有很多事情没有学会，其中包括聚焦双眼、控制四肢，或者用我们能听懂的语言清晰表达。当你读这段文字时，可以试着和自己比较一下：你会用手拿着书，眼睛浏览着文字，大脑会理解书页上文字的意思，看完了会告诉手指翻到下一页，同时还能保持住自己在椅子上的坐姿。如果有人叫你，你会抬起头来看看是谁，然后用我们都能理解的语言回答。

正如我们在第五章讨论过的，当你厌倦了阅读，决定休息一下，你会给大脑和身体所有必要的指示，让自己从椅子上站起来，吃些茶点。所有这些动作可能都是下意识的，因为阅读和休息的动作已经完全融入了我们的生活。但看看小孩试图说出第一个单词或迈出第一步，你就会发现其中的程序是多么繁琐，完成这些简单动作所需的学习有多么复杂。

逐渐走向成熟的过程，包括我们从完全依赖母亲到出生后半独立，再到完全独立。在五行针灸中，我们将这一变化的过程看成是五行的工作——不同的五行之官逐渐形成脏腑和身体部位，并促使它们一个接一个地承担自身职能，同时，母亲内在的五行也在将生存必需的任务逐渐教给孩子内在的五行。

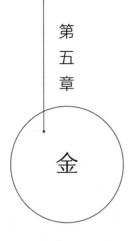

第
五
章

金

　　有一句话总被我们反复提起，可谓真理：从某种程度上说，我们从未真正逃离我们的母亲，最初我们靠母亲提供的食物生存，现在我们继续向脚下的大地母亲索取。实际上，尽管方式不同，我们也同样无法逃离我们的父亲，因为谈到金时我们将看到，正是这一行为我们提供了一生中最为宝贵和纯净的礼物——我们呼吸的空气，在五行家庭中，它还代表父亲，补充了土的角色。现在让我们转向土之子——金。走进秋天，问自己这个季节给生命周期带来了什么，将帮助我们更好地理解这一行。

　　收获之后，接下来会怎样？果实的果实是什么？前三行的活动过后，必将产生更进一步的成果，否则它们的工作将变得毫无意义。随着白昼的进一步缩短，我们开始从中心向外移动，远离木和火把我们带向的光明，逐渐回归黑暗。随着白昼越来越短，天色越来越暗，一年又将结束，秋天开始降临大地。这是一个繁华消逝的季节，与之相应的，是生命的稍纵即逝，和我们在面对这一不可改变的事实时的不安。它是一年中最绚烂的季节，为万物抹上华丽的色彩，却在短暂辉煌后化为乌有。当我们目睹一年的逝去，并由此窥见自己的死亡，心情变得更为忧郁。尘归尘，土归土。金，让我们面对自己，且必须决定是否喜欢所看到的一切。

　　今天，我走在这一年的残余之中，每走一步，都需要用脚挪开成堆的落叶，让我惊讶的是，有些落叶并未完全枯萎，仍顽强地抓着最后一丝生机。松鼠在我周围蹦蹦跳跳，刨着脚下的土壤，寻找着板栗壳和其他果实，试图从中汲取最后的营养。当我把树叶推至一旁，一股浓烈的腐烂味扑鼻而来，这让我瞬间想起金行人身上的气味，这种气味反映了身体在将有用和无用之物分开并丢弃废物之前必须经历的发酵活动。那些未被食用或储存的土的产物在我脚下发着酵，为另一种更纯净的收获留出空间。这种收获，不再是让我们果腹的食物，而是从中提炼出的物质和精神上的宝贵精华，它们让过去的一切有了意义。就物质层面而言，土地从发酵中产生微量元素，没有这些微量元素，万物无法生长繁荣。就更深层面而言，还将产生一种成就感，为所做之事感到自豪。

已真正进入秋季，大自然的能量都被收敛至地下。在这里，黑暗的阴气战胜了一年中最后的阳气，从木开始的那些肉眼可见的活动，在此时达到了终点。我们进入了一个忧伤的季节，在这个季节里，其他季节的努力似乎都是徒劳，是一种逃避死亡的无谓尝试。金带来了终结，当一个循环走到终点，另一个循环隐藏在视线之外，在深冬等待着新的开始。

气氛死寂而凝重。有些树仿佛已经死去，树枝光秃秃的，只剩几片枯叶无力地低垂着。枯叶在脚下嘎吱作响，更加凸显出周围生命的日渐消逝。落叶在地上只占很小的空间，用手指就可以将它们揉得粉碎。它们不再焕发生命的光彩，活力似乎已在它们身上流失殆尽，渗透到了下面的土壤之中。空气中的感觉与春天的充满期待如此不同，因为秋天预示的是死亡仪式的准备工作和一年的结束。人们低着头行走，仿佛感受到了天地间的寂静，在默默哀悼着。

午后的阳光笼罩着万物，寂静无声，预示着黑夜的来临。秋阳惨淡，却仍然透过稀疏的树木照射进来，使灰暗的枝桠显得更加清晰。仅存的几片黄叶显得更黄了，在这具有穿透力的微光中几乎是半透明的。白桦树挺立在夕阳的余晖中，仿佛发着光，它那精致的叶片像花边一般悬在半空，被看不见的气流掀动着，仿佛在翩翩起舞。晚熟的浆果在岩石上被挤压出一抹鲜红。处处都是光明、空间和色彩，因为身处群山之中，周围满是流光溢彩，仿佛被各种黄色、橙色、红色和深褐色包围，在湛蓝色秋日天空的映衬下，显得格外光彩夺目。一切都如此明亮而清晰。树叶已几乎落尽，在泛黄的背景下，树影更显稀疏，目光所及之处，一切更显分明。此刻的大自然比夏天有着更清晰的线条，夏日温暖的阳光让万物生长到极致，地平线上挤满了茂盛的植物。而在秋天的荒凉之中，万物再次分离开来，枝桠清晰可见。

　　我站在那里，看着脚下一大片鲜红的地衣，它的颜色如此艳丽，令人心生敬畏。死亡弥漫在空气中，这片血红的生命却在此怒放。从地下长出的一株小嫩芽，也在不可避免的死亡面前发出了类似的关于生命持久性的宣言，每一片小小叶子都发出橙色的光芒。金用这种方式让每一段毫无意义的微小生命有了意义。秋天在用最后一口气息，进行着生命最令人敬畏、最欢欣鼓舞的庆典。在生机勃勃的春夏，生命固然有着更为轰轰烈烈的表达，但在这被最绚烂的色彩照亮的秋日景象中，生命显得更加勇敢无畏、不惧死亡。我不禁屏住呼吸，心中充满之前的繁盛景象未曾给我的惊叹，在即将到来的死亡面前，迟来的绽放依旧在表达着生命，让我充满敬畏。尽管一切都告诉我生命终将结束，每年秋天的到来，都为我们最终的死亡埋下了小小伏笔，但这种对继续存在的强烈肯定激励着我。

我能感到冬天在开始逼近。接触脸颊的空气变得愈加清新，当温暖的呼吸和凉爽的空气相遇，眼前升腾起微微颤动的白烟。连蕨类植物也缩得更小了，细长的叶片变得发褐且皱缩了起来。尽管白昼渐短，冷杉却仍绿意盎然，焕发着生机，在枯叶的背景下，每棵树都是永恒的代表。环顾四周，除了树干和枝桠的轮廓及夕阳投下的暗影外，它们是仅存的唯一真正深色的物体。在秋天，这一年最后的辉煌中，事物的本质被赤裸裸地暴露出来。

秋天的宁静，预示着冬季的潜藏。这是个不再活跃的季节，它不是去行动，而是吸收，仿佛在吸进一年的最后几口气息，接受一切已经成为过去的事实，以某种方式放下过去，保留有价值的部分，丢弃无价值的部分——有些东西虽产生过价值，但将来不会再产生价值。但我们要如何评判价值？这正是金的难题。

金在五行中支配范围最广，从司呼吸之肺一直延伸到传导糟粕之大肠。通过呼吸，它使我们与浩瀚宇宙的大气相通，而宇宙亦在有节律地呼吸着。因为意识到那些超越自身的种种，金所关注的已非日常生活的琐碎，而是那些超越生死的永恒。金为我们构筑了一座通往更广大深远世界的桥梁。它的职责是将每个人微不足道的短暂生命中发生的一切，放置于宇宙万物这一更宏大的范围内，赋予其某种意义。

等到春夏的繁忙过去，金的工作才会开始：如果未来想从过去获得任何价值，便需去除所有无关紧要之物，仅保留它认为值得保留的东西。如果生命具有某种价值，将由金来评定。火用爱的天平衡量一切，金则用价值衡量一切。其职责是确保从木开始的一切活动不至于变得毫无意义。

金不仅代表着我们呼吸的空气，还代表着大自然传递的精华，它滋养着年复一年更迭的生命。秋天凋零的一切，最后并非消失无踪。落叶经过风吹雨打，分解释放出微量元素，滋养着土壤，为来年种子的生长做着准备。秋天土壤中沉积物的质量，将决定来年生长的强弱。没有空气就没有生命，没有微量元素，土壤就无法继续孕育生命。没有金的品质，五行的工作将变得毫无价值。金下定决心只处理那些有价值和纯净之物，以至于无论对自己还是他人，都有着最高要求，却常常发现自己难以企及。金是完美主义者，做一件事总要做到符合自己的要求才罢休。它很难接受自己已做到最好，因为在它看来还能更好。金的心中一直都有某种挥之不去的怀疑，认为自己本可以做得更好，不愿轻易放手。

是什么超越了自我的存在？在探寻这一答案的过程中，金总觉得有某种东西是自己必须努力去触及的。平衡时，他们体会到的是一种未来，一种超越，有一个等待实现的目标。失衡时，他们感受到的却是业已逝去的过往，曾经错失的机会，让人悔恨的理由。对于过去没有实现，以后亦无法实现之事，金有着最深的叹息。一旦失衡，这份对过去的失落感会让人如此沉溺其中，以至于他们只能生活在过去，以眷恋的目光回望着逝去的岁月，那时一切可能是另外一番景象。这种对过去的眷恋会切断金行人与现实的联系，让他们感到与世隔绝。生活变得空虚而毫无意义，人生目标不再清晰。

金的内心深藏着一种悲哀，因为这个完美的追求者深知，无论如何找寻，永远也无法找到他所寻求的完美。他为所有的不完美而哭泣。他悲泣还因为深知，在木充满希望的芽苞的中心，亦藏着生命永恒的阴影——死亡。因此，金的情志为悲。其色为白，如寿衣的颜色，其味为踩在脚下的秋叶的气味，其声为万物消逝时发出的哭声。

肺为金这一行中属阴之官，和胃一样，是主要负责摄入的脏腑。在身体层面，它吸入空气。在更深层面，它吸收所有来自外界的事物，比如他人的思想和观点，我们需要对它们加以吸收，并形成自身对周围的印象。如同呼吸空气时一样，我们在接收来自外界的事物之前，也需要经过肺的过滤，这是由外向内转化过程的第一阶段。很显然，这便是为何中国人认为皮肤也属肺，并将其称为"第三个肺"的原因，皮肤中的每一个毛孔都是面向外界的微小感受器，吸入空气，然后把吸入的产物传送至血液中。

为了让我们有空间不断吸收新事物，吸纳的东西中有一部分必须被释放出来：或是我们体内转化过程中所形成的废物，或是我们希望传递给外界的东西。这是大肠的功能，它继续着肺已经开始的净化过程。我们吸入的空气应是干净而新鲜的，为了减少有害物质的吸入，肺用鼻腔中的小过滤器为我们过滤每一次吸入的空气。大肠的净化功能还体现在促使我们咳嗽来排出体内浊气，因为在这里，中医对这个排泄器官有更广泛的理解，认为它最重要的任务是通过鼻子排出呼出的空气，并通过肠道排出我们不再需要的糟粕。

因此，大肠这一官的终点，并不在西医所认为的肠道，而在鼻翼旁的"迎香"穴。这一穴位名称便包含了大肠清洁和净化的功能。大肠还帮助我们丢弃那些无用的想法，陈腐的印象，以及不再适用的理念。在功能上，它与其上端所连之小肠联系紧密，接受小肠下传的食物残渣。它还通过长长的回环迭积，把肺吸入之气、胃腐熟的水谷及经小肠泌别之后的产物中的每一滴精华全部吸收，然后再排出糟粕。肺和大肠都与确保其他官工作的纯洁性密切相关。

"悲"这种情志，与其所属的五行一样，具有敛藏的特性。它不像"喜"，可以被轻松分享，也不像"怒"，可以被轻易察觉。它深藏于内心，需要的是安静和空间。它是当我们面对失去、遭到隔绝、被拒之门外时的情感表达，而当我们有所失去时，无论失去的是什么，都会让我们沉湎其中，难以前行。失去的一切让我们如此眷恋，以至于余生之中，阳光都被其投下的阴影遮蔽，我们的生机不再蓬勃，生活亦无法继续向前。金行人背负着对过去的眷恋，而过去将永远不会再来。

平衡时，悲伤会在一段时间内成为最主要的情感，然后就会慢慢放下。可以说，我们需要时间来理解失去的意义，需要时间为其找到适合安放的背景。我们可以为许多事情而悲：为失去的孩子，为永远无法孕育的孩子，为永远无法得到的爱，为曾经拥有却失去的人或物，为渴望得到却缺失的种种。我们也可以为许多事情感到遗憾：一项永远无法获得的技能，一个永远达不到的目标，一个永远无法消除的自身缺陷，与那些曾经拥有却从手中溜走的东西一样，它们也会为我们带来悲伤，这种悲伤甚至更为深刻，因为过去即使再有成就，这份遗憾都在那里，一刻也无法被冲淡。

当这种失落感与我们的生身父亲有关时，会带有几分特殊的刺痛，他虽然与母亲共同创造了我们，却把我们交给母亲养育。正如我们所看到的，土可能感到在母亲那里没有得到足够的滋养，金则可能在父亲那里体会到一种失落感，仿佛与父亲切断了联系。他们的内心深处会渴望重新建立这种失去的连接。如果父亲未能与孩子建立紧密的连接，孩子就会把这种拒绝视为对自我价值的攻击。如果他人没能给予金所渴望的尊重，他们在自己眼中的价值就会降低。由于金通过价值来判断一切，因此，在判断他人对自己的感觉时，他们会根据他人对自己的重视程度。这与火不同，火在判断他人对自己的感觉时，依据的是对方允许他给予多少爱。

金的需要是赋予事物意义，判断其中有价值的部分和无价值的部分。金的手中握着评判的天平，平衡时有着敏锐的评判能力，失衡时则无论对自己还是他人，评判都极其严苛。这是缺乏容忍度的一行，但金所不能容忍的与木不同。如果他人的做法与木所认定的方式相违背，木就会被激怒；而金被激怒，则是因为他人无法恰当地行动或评估事物。金善于评判，而非行动。其职责是看到世界的本来面目。

金的工作如此严肃，完成的速度如此重要，以至于金没有时间可以浪费，因为秋天的绚烂将很快消失，死亡已近在眼前。如果无法很好地完成工作，之前几行的工作将化为乌有，就像秋叶一般在脚下化作尘埃。因此，这一行难免缺乏耐心，总是快速做出评判，挑剔他人，但更挑剔自己，不断从埋藏在土地之下的丰富内涵中挖掘出意义。金是完全属阴的一行，它继续着由土开始的向内的运动，把土的果实打磨得更小，小到足以渗入土壤和我们周围的空气中，像氧气一样维持着我们的生命。当我们处于这一行时，离木和火这两种向外运动的能量最为遥远。

帕特里克、普鲁斯特和"猫王"

那么，如此超凡脱俗的一行，又如何在有血有肉的人身上展现它的特点呢？在此，我将以我的病人帕特里克为例。我和他的互动，比我在此书中描述过的任何病人都要微妙。一开始，在了解彼此之前，我便像在聚光灯下一样经受着他目光的考验。既然为自己设定了如此高的标准，金对他们的治疗师也会挑剔有加，只有治疗师能让他们保有充分的尊重，他才会保持忠诚。他仔细打量着我，让我觉得第一次见面时受到审视的不是他，而是我。我想我一定通过了他的考核标准，因为后来他后续的治疗都是自愿前来。我在此书中列举过的所有病人里，他最能察觉到治疗的效果，他的判断如此敏锐，几乎能立刻感受到自己内在的变化。

他在我这里治疗已有七年。他第一次来时，我不太明白他需要什么帮助，仿佛他自己也不确定为什么要来。我现在明白，这是因为我根本无法知道他是谁，以及他的生活是怎样的。这与我的木行病人詹姆斯所表达的具体而明确的需求差距甚远，可谓有着天壤之别。治疗改变了这一点。如果现在我问帕特里克为何来找我，他会给出很清晰的回答。他说他现在确切地知道他的人生方向、生活的意义以及他希望自己和家人有一个怎样的未来。他认为治疗可以持续给予他这种内在的清晰，并维持来之不易的平衡。治疗期间我们很少交谈，我们都很清楚他的需求，每次治疗都能巩固他对自己的了解。在我这周治疗过的所有病人中，帕特里克可以说是对我要求最高的，因其要求我洞见深刻，但也可以说是对我要求最少的，如果他认为我的见解是恰当的话。

与我的土行病人安迪不同，帕特里克说话总是简明扼要，来治疗时，他想与我讨论的内容大都已经完成了自我消化，准备好了表达；而对安迪而言，语言的组织是他关注的焦点。安迪需要我参与到他消化思维的过程中，而帕特里克希望与我分享他已经得出的结论，并根据我所提供的见解做出评估。由于他在来治疗之前已经做了大部分的工作，我必须快速跟上他的思路，且与安迪不同的是，他不介意我插入任何有助于他理解事物的见解，尤其是有助于他理解自己和自己在生活中的位置的见解。

他对我提出的要求也是他对自己提出的要求。一旦他确信我作为治疗师给他的建议是有价值的，他就和我建立了一种非常轻松但又相互尊重的关系，我们欣赏彼此所能提供的东西：我欣赏他对自己的深刻认识，他也欣赏我将这些认识转化为有效治疗的能力。从这个意义上说，一旦金行病人和他的治疗师之间能圆满度过最初有些棘手的交流，金就是最容易治疗的一行，因为一旦他们确定自己的治疗师能理解他们的深度自我认知，以及任何金都需要的自我尊重和尊重他人的需要，他们对治疗师的要求就很少了。

如果把帕特里克和其他病人比较，我发现一旦詹姆斯（木）确信我所提供的就是他想要的，他就会心甘情愿把治疗的控制权交给我。丽贝卡（火）欢迎我的介入，这是我们之间建立了良好关系的证明。安迪（土）和帕特里克（金）则在很大程度上要求我允许他们来主导我们之间的互动。在这里，我的作用比较被动，因为这样更加契合他们属阴的五行。

现在让我们将目光转向诊室外的世界，看看我们都认识的金行人。让我惊讶的是，很多张名人的面孔立刻浮现在我脑海中。这或许证明，在许多方面，金是最渴望过高水平生活的一行，而公众的认可是其成就的标志之一。"aspiration（抱负）"的拉丁词源意为"吸气"，如此"金"的动作，吸引着所有金的追逐，但"抱负"常有着各种形式的伪装。从涌现在我脑海里的众多名人中，我最终选择了两个，一个是真正伟大的作家，一个是真正伟大的歌手。作家在前，代表着吸入、吸气，歌手在后，代表着呼出、呼气，他们分别是马塞尔·普鲁斯特（Marcel Proust）和埃尔维斯·普雷斯利（Marcel Proust，"猫王"）。

金这一行在马塞尔·普鲁斯特身上表现得最为淋漓尽致，他最伟大的作品，把金所有的渴望都包含在了书名里。书名直译过来为《追寻逝去的时光》（*In search of lost time*），而目前的英文翻译中失去了这层意思，变成了《怀念过去的事情》（*Remembrance of things past*）。作为曾经的翻译工作者，我知道法语"recherché"对应的含义为"追寻（search）"，含有"为之努力"之意，它隐含在所有金的活动背后，这是"怀念"这种更加被动的活动所没有的。普鲁斯特本人，简直"金"到了骨子里，他晚年的大部分时间都把自己关在密不透风的房间里，饱受哮喘的折磨，沉思着过去可能发生的一切，对他来说，过去已成了他的全部痴迷，唯有在书中寻找救赎。起初，他用第一人称写了一篇故事梗概，但并不满意，后来重写此书时，他用第三人称的方式把自己抽离出来，仿佛从远处看着自己，这才找到了自己真正的声音。这给了他一个必要的距离，金需要这样的距离来评估他的生活和经历，以及整个作品的主题。只有置身于自身的经历之外，他们才能在这样的视角下评估他们所观察到的事物真相。

因此，金最善于对事情做出超然的评价。如要询问建议，金是最佳人选，因为他们看待事物，有着其他行只能羡慕的清晰目光。对于眼前的情况，他们总能一语中的，近乎冷酷无情，如果感到你无法像他们那样看得清晰，他们就会不耐烦地转身而去。然而，当他们自己也置身其中，这种清晰则会因他们自身的恐惧和需求而变得模糊，让他们也无法看清事物的本质，就像所有行因失衡而失去自身的判断力时所做的那样，会对事情进行过度渲染。

在下一个范例埃尔维斯·普雷斯利身上，体现的是另一种超然。在这里，我们看到的不是离群索居、孤身写作，而是处于公众视线之中，但在某种更深的意义上，即使近在舞台，依然遥不可及。所有的表演者都对观众有所求，这种需求隐藏在他们公开表演的愿望背后。表达的方式因人而异。我们看到比利·康诺利享受着与周围观众的热情互动，这是火对周围之人的需求，而戴安娜王妃的方式则截然不同，她多么希望周围观众能给予她土所渴望的温暖与支持。在这里，我们看到埃尔维斯表达了另一种需求——得到观众的崇拜，这与比利·康诺利所享受的氛围截然不同。

　　二人都在舞台之上，一个热情与观众互动，另一个却孤身站在灯光之下，在无数双伸向他的狂热的手中间，显得如此孤独。尽管观众们离他很近，有时甚至拉着他，但在某种程度上，他们的手似乎触不到他，触碰到的只是他的身体。他仿佛在舞台上为自己建造了一个透明的笼子，在周围创造了一个空间，在我看来，这反映出金在内心深处是多么渴望生活在自己私人的、不可侵犯的世界里，然而矛盾的是，他对自尊的追求，只能通过别人的崇拜去满足，于是向数百万人索要着他难以给予自己的东西。每一行背后都隐藏着类似的矛盾。

　　"猫王"、戴安娜和比利都需要观众，但方式不同。他们都生活在聚光灯之下，投在他们身上的光却反射出不同色调。我们会感到仿佛和比利一起站在舞台上，参与他做的每一件事，彼此的欢声笑语形成了一座沟通的桥梁。戴安娜和我们的关系则稍显复杂，她似乎很喜欢旁观者的存在，但我们之间的距离较比利远，我们观察着她，却不参与其中，有点不确定她想要我们做什么。而和"猫王"在一起，我们则退得更远，互动减至最少，我们的存在只是为了见证他的光环，除了在观看时向他表达崇拜，他不需要我们跟他做更进一步的交流。

　　他如此孤独地站在舞台上，表演仿佛出自某种内在的仪式，他能觉察到所有人的存在，却散发出拒人于千里之外的气场。他穿着锃亮的白色西装，上面缀满闪亮的金属饰品，呈现出纯净而光彩夺目的形象。他有着对比强烈的外形，黑头发、黑眼睛、黑眉毛，白西装、白鞋子、苍白的脸庞。他的音乐也反映了对从未有过的东西的渴望，饱含着人世间所有的痛苦和失去，每一个音符都仿佛在为他渴望却无法实现的东西哭泣。这种对超越于他的种种和他无法企及的一切的渴望，也许正反映了他对亲生父亲的渴望，他在幼年时期就因父亲入狱而失去了父爱，这种缺失，即使是他在优秀电影中取得的所有表演成就也难以弥补。然后，他又用了一种很"金"的方式：试图用一位导师取代失去的父亲，这个导师却让他进一步误入歧途，迫使他接演一些粗制滥造的电影，进一步加深了他本就严重的自尊缺失。离世之前，他沉溺于毒品，过着自己认为毫无价值的生活，读着与中国古代哲学有关的书籍。他去世时，身上几乎没有留下任何有价值的物品，还被发现死于卫生间，而卫生间正象征着我们排出体外的糟粕，这多么可悲且又多么具有金的特点。他将多么憎恨这种没有尊严的人生结局！

他在公众视线之外的生活充满了悲剧性。一生中，他曾瞥见过金行人想努力达到的高度，却在纸醉金迷中失去了方向。有关金的困境，他做了极端的示范。他们一心追求纯洁、高尚和有价值的东西，如果失败，则可能近乎故意地自暴自弃，不得不与那些污浊、卑贱和无价值的东西为伍。闪闪发光的金子可以被深埋于泥土之下，而不被最深处的自我察觉。金面临着五行中最为极端的挑战，他们一直像伊卡洛斯（Icarus）*那样向着群星飞去，但当羽翼融化时，便从高空坠落。

▼ 金在我身上投下的阴影

在完成我对金的观察后，现在，且让我用自己的金来评估我开始写这本书时希望达到的目标。这种自我评价是金一直在做

---

*　译者注：伊卡洛斯（Icarus）是希腊神话中代达罗斯的儿子，与代达罗斯使用蜡和羽毛造的翼逃离克里特岛时，因飞得太高双翼上的蜡遭太阳融化，跌落水中丧生。

的，但通常比我在这里做的更为隐秘。尽管一开始不那么明显，但我现在意识到，我的写作目的之一是为了理清自己的思路，用自己的方式来描写我临床的不同方面，现在各个方面对我来说都变得更加清晰。我首先要弄清楚的是，我希望读者站在什么样的角度？是治疗师的角度还是非专业的角度？如何把握各个部分的详细程度？另外，我列举的每一行的名人，尽管他们都可以很好地代表每一行，但我担心他们会让五行变得模式化，从而无法体现五行在每个人身上的独特展现。当涉及人类无限的复杂性时，再多例子也会显得不够充分，但我觉得这些大多数读者都熟悉的范例，能为我对五行粗糙而简单的描述打下更坚实的基础，并让一些在当下看起来很抽象的内容变得更加具体。

　　回顾过去（金经常如此），如果让我的金来评估自己在多大程度上实现了目标，我会感到很满意，因为我写下的一些内容，不仅体现了针灸治疗的深度，亦体现了作为其基础的五行的深度。同时，我的金对我所做的一切都不满意，从某种程度上说它几乎必须如此，因为它追求完美，但完美是不可能的，因此它不断地批评我的写作，让我这里划掉一个句子，那里去掉一个想法、删除一个章节，挑剔那些不恰当的表达，试图让它们变得更加完整和准确，让我不再感到自己写的内容太多欠缺、不够确切。但是，不管花了多少心思去写一段内容，当我重读时，总觉得还有一些内容需要补充，还有一些更深层次的意义可以提取，在这一点上，我认识到我的两个属金之官对我的影响有多么深远：我的肺总是渴望张开吸收新的灵感，迫使我的大肠至少让一部分思想变成糟粕排出，否则它将无法腾出新的空间，让进一步的思考和想象可以进来。

那么，在某种程度上，我的金必须有足够的勇气让这本书问世，带着我的祝福把它送到这个世界手中，希望它能如其所是地被世人理解，这是我一次认真的尝试，但愿能为我们理解自己及我们令人烦恼的独特性贡献一份力量。

当观察我的金为此书所做的贡献时，我们目前为止研究过的其他三行又是如何帮助我完成这项任务的呢？我发现，我的木一直在努力规划，组织句子，整理章节，决定如何及何时出版，并确保在这个漫长的过程中我不会放弃希望，因为绝望和能力不足的感觉会不时冒出来威胁着我。与我最为亲近的火则迫使我与他人分享这些想法，与读者分享我工作中的快乐，而十二官中我所属的小肠，每天都在不停筛选分类，筛选分类。我的土帮助我消化盘旋在头脑中的无数想法，有趣的是，在这本书的构思期间，我发现吃饭这件事开始变得困难，要么得靠别人做饭，要么干脆忘记吃饭，因为我所有的注意力都集中在了另一种形式的消化上——不再是身体层面的消化，而是思想。我们已经探讨过我的金之二官所做的贡献，尤其当写作已近尾声，我需要强迫自己删除一些珍贵的文字或模糊的想法时，它们的工作变得更加艰辛。

　　最后，你可能会想，我什么时候才能谈到最后一行——水。这是我几乎不愿意接近的一行，我对它的瞬息万变、虚无缥缈充满敬畏，在某种程度上也有些害怕它的深度和力量，让我感到光靠语言难以形容其中的深意。虽然把水放在最后，但它也可以被放在首位，因为水将五行聚合成整体，成为一个流动而连续的能量循环，将一切包含其中。那么，且让我屏住呼吸，将这份金的礼物献给最后一行，继续走向金之子，用它来完成整个循环。在这里，我需要小心行走，或许更好的姿态是轻轻漂浮，用最轻盈的笔触去描述水，因为只有轻的物体才能在水中漂浮。当我们缓缓沉入寒冬，试图探索那浮现出了万物和人类生命的黑暗时，希望我能找到恰当的词语来描述这最为神秘一行。

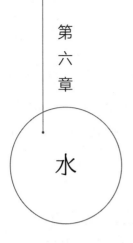

第
六
章

水

不知不觉中，冬季的寒冷已取代了秋凉，在坐火车去巴黎的路上，第一次得以一睹法国北部平原上的冬日景象。当我飞速穿过这片平原时，更能感受到大地的了无生气。整个世界被一层白霜覆盖，与英国温暖的乡村风光如此不同。这片一望无垠的白色，把不同的风景连成一个整体，这是其他季节所没有的。被它所取代的秋季景观，如此个性鲜明，丝毫没有这种统一的迹象。相反，它彰显的是个体差异，即使是同一片树林中的相同树种，在其他树相似但总有着微妙不同的阴影衬托下，一棵树的独特之处也能立刻凸显出来。

此刻，晨雾突然淹没了风景，一瞬间，火车、乡村和我成为一个整体，被这白光吞没。片刻过后，薄雾散去，那片平铺在我四周的白色又重新将我包围。一切似乎被紧紧压在地面上，甚至连那些移动的物体——路边的汽车和人，都仿佛被覆盖在身上的寒霜的光泽吞没，变得一动不动。

地面看起来又硬又平，见不到任何生长，仿佛一切都被压制在内。树枝被厚重的霜覆盖着，一动不动，在上午淡蓝色天空的映衬下显得晶莹剔透。已临近中午，太阳却依然低挂在地平线上方，微弱地照耀着。我们经过的池塘覆盖着一层薄冰。不再有叶和花遮挡视线，透过光秃秃的树枝可以望见很远的地方。上午的阳光，虽预示着天气的晴朗，却显得如此清冷，无法带来温暖，只能减少几分寒冷罢了。阳光如同被漂白过，仿佛生命也被从中滤掉，让阳光变得更白更干。万物都显得有些苍白，正如大地在严冬时的白雪皑皑，在洁白而晶莹的积雪的强烈对比下，一切都黯然失色。

车厢里的温暖，让我得以远离外界严寒中的艰苦生活。车窗隔绝了寒冷，将融融暖意关在其中，像蚕茧一样包裹着我，看着冬天的世界从这道防护墙外匆匆流过，我感到如此安全。我只能隐约想象到，如果离开这温暖的环境走进那片严寒之中，我的身体会做出何种反应。由于能预想到那让人毛孔顿缩的刺骨寒冷，即使坐在这里，我的脸颊仍然感到一阵刺痛和收缩，身体不禁蜷缩起来，瞬间提醒了我窗外的寒冷。

当寒冷袭来，空气中似乎总潜伏着某种危险，让我必须提高警惕，以免在毫无遮蔽的户外被弄得措手不及。我们匆忙回到室内，生怕在这个不友好的环境里逗留太久。尽管冬日的明净与美丽令我敬畏，但它的纯净将万物赤裸裸地剥离出来，光秃秃地，显得如此极端。为了抵御严寒，我们需要进行原始的生存斗争，全无夏季的舒适之感。尽管夏天也是极端的季节，但烈日炎炎之下，只需要一方遮荫之处和几滴水就能生存。在冬天，则必须给自己更多保护，藏在温暖的衣服里，除了脸，身上每个部位都在寒冷中缩成一团，只有走进屋里关好门才能放松下来：那里有房间的保护和舒适的暖气，需要食物时，还有储存丰富的冰箱。

金继续拨动着五行之轮向前转动，每一行皆在完成其使命后，将成就和遗憾交给下一行，这是一个没有尽头的通道，让生命归于永恒，每一行犹如一颗念珠，被光阴之手缓缓拨动。水，这五行中最后也是最神秘的一行，以其流动之手，温柔而坚定地拉住一根绳索，串起这些念珠，使万物之旅从终点重回起点。因为水融合一切，它并非万物的终点，而是让万物形成一个完整的循环。水追求合一的力量如此强大，崇山峻岭也无法阻挡；它执着而温柔，一滴一滴削打着坚硬的岩石和柔软的沙粒，直到重新找到归途。

金，五行中最为空灵的一行，于生命的杂质中提炼精纯，将一切交给循环的最后一行——水。水之神秘，更甚于埋藏在金胸膛中有关生命的奥秘，因为水乃一切之始终，既是象征着一年结束的冬季，又是来年春天重生的起点。水是隐秘的一行，因其潜藏和至阴之性，总是很难诊断，常被误诊。冬天，万物隐藏起来，为了生存而躲在地下，所有水行人都具有这种隐藏的特质，带着一种终极的不可知性。不知为何，我们在水行人面前会感到不安，对他们有某种不确定之感，就像他们对自己也不确定一样。水有一种其他行所不具备的捉摸不定的特性，这与木完全相反——木如此方方正正地矗立在我们面前，清晰可见，一目了然。

用这种比较的方式来描述每一行的存在感是很有用的。木和火皆属阳，清晰呈现在眼前，木有着最为清晰的轮廓，比火更加鲜明。相比之下，土的轮廓较为模糊，偏阴一些。金的边界更具精神性而非物质性，而木的边界则更偏物质性，更多的是身体上的边界。水的边界最无形无质，它的轮廓如此模糊，想把它抓在手中，却从指缝间一滴一滴溜走，更加虚无缥缈的是，它甚至可以变换形态，把自己变成蒸气或坚冰，逃得更远。

水的需求是弥漫扩散，不太关注个体，因为对水而言，我们进入的是一个无边无际的世界，这与木如此不同，木之芽苞从内向外生长时的范围有着明确的边界。我们到达生命循环的至阴之处，在那里，一切彼此融合，相互流动，边缘模糊，它们的个体形态如此难以分辨，以至于在大海里游泳的人，常因海水的浩瀚无垠而消失了踪影。 水的拉力如此之大，让我们的头几乎无法浮出水面，即使再努力向上漂浮，还是会被拉至水下，就像单独的一滴水最终与形成汪洋大海的其他水滴融合在了一起。 每个芽苞都以清晰的轮廓表明自己的存在，彰显着个性；而水这一行对生命循环贡献的每一滴水，当它们互相接触时，轮廓却消失了，一起汇成了广阔的海洋。 在这里，金努力为自身寻找的个体意义，与万物一同被冬天覆盖。 在冬天，在水里，一切都合而为一，紧紧拥抱在一起。 个体只有依靠周围的其他人才能生存，因为万物皆蜷缩在一起。 五行的循环周而复始，水既是结束，亦是开始，把万物拉进漩涡，然后木再次从中生发，作为新的循环的开始。

▼ 水之形态

每一行都深知自己的特殊才能，这份独特的赐予，唯它所独有，其他行都没有通向那里的钥匙。 这份才能，在木为开创，在火为联结，在土为承载，在金为提取，在水为重聚。 水中回响着深刻而久远的记忆：那时万物一体，宇宙尚未在爆炸中诞生，爆炸的物质还没被抛撒至宇宙最深处。 在地球诞生之前，在日月星辰照亮天际并足以温暖人类的种子之前，在人类的第一个细胞诞生在水中之前，宇宙最初统一的缩影——水，早已存在。正是水那永恒的流淌和律动，渐渐塑造了整个世界。

五行的巨轮不停转动，在它的五根辐条上依次停留，在这个从生到死、再到新生的循环中，每根辐条都代表着其中的一瞬。巨轮的每一次转动，都反映着生命的起落：在生命诞生的那一刻，木的嫩芽从死气沉沉的大地探出头，满怀希望地看向春天崭新的世界，请求火的温暖使自己成熟；巨轮继续向前，使火辛勤劳动的果实坠入土的宽阔怀抱，化为滋养生命的食物；而金，在远处注视着一切，俯冲下来提炼出一颗璀璨、精纯而珍贵的宝石，带着它飞向高空。

当金翱翔高空，是我们实现最大超脱与人格升华之时。金独自站在这份珍贵的战利品旁，它的昂贵让金为自己的伟大成就倍感自豪，却也悲伤地意识到自己的徒劳，因为死亡的种子就包含其中。这颇具讽刺意味，然而万事何尝不是如此：当五行之轮继续缓缓向前，漂浮到水中时，金渴望重新获得的那个失落天堂，竟在这里毫不费力地找到了答案，因为水所深知的一切，正是金曾苦苦寻觅却无功而返的天堂。轮回的此刻，我们与万物再次融为一体，沉入万物的深海之中。当水召唤我们，我们感激地臣服于它，再一次被那温柔而执着的力量所折服，放弃所有想升腾的努力。

　　水永恒的潮起潮落，把我们个性的岩石磨成尘土，又把我们卷回海中，像水滴那样融合在一起，让我们试图做自己的努力成为笑料。金的傲慢，在这里被上了最晦涩和艰难的一课——我们实际上一文不值。大自然，像所有伟大的主人一样，高高在上，当我们无知地夸耀自己的成就时，把我们打回水那无情的怀抱，无言地教导我们谦卑。试图与洪流搏斗时，我们或者被它淹没，或者学会谦卑地接受它的力量，再次沉入没有差别的整体，与同伴融为一体，比起那些漂浮在身边的人，我们一分不多，也一分不少。

　　冬天是水的季节。万物蜷缩着躲避严寒，像海洋中的水滴一样挤作一团以抵御外界的恶劣环境。大地张开双臂，把能拉进来的一切都揽入怀中，大树和灌木掉光了无用的叶片，更加下沉，把所有的活力和力量都传送至深埋于地底的根部，以防灭绝。由秋入冬，是我们需要极大勇气之时。寒冷而严酷的日子一天天过去，我们不知道自己是否积攒了足够的力量熬到春天。此时，大自然最需要相信自己重生的能力，因为五行之轮正迎着风暴在冰冷的荒原上缓慢而艰难地转动，如果冬天的寒风呼啸得过于猛烈，它可能会摇摇欲坠，陷入停顿。

　　这时我们将发现，在冬季的寒冷帷幕垂落大地之前，大自然一年的辛苦贮藏是否足以度过这漫长的寒冬。这一年已经竭尽所能，迫使我们停止前进。在经历了一年的辛劳之后，冬季终于为我们提供了喘息的机会，我们必须迎接它，感激地接受这份无所作为的平静，因为如果没有休息的时间，我们将筋疲力尽。

当滚滚洪流淹没荒芜而卑微的土地，任何生物都无法抵挡它无情的冲击，面对它不容置疑的权威，我们低头鞠躬的姿势既可以是一种屈辱，亦可以成为一种光荣胜利。如果金没有提炼出纯净而珍贵之物，值得冬天让每个水细胞储存于心中，冬天将代表一个失败的季节，这段本该宁静而被动的沉思转而变成了水的坟墓，未来的尸骨被埋葬其中。但无论金将什么高举在手中，都将成为过去留给未来的宝贵传承，像凤凰涅槃那样，帮助我们从过去错误的灰烬中重生。水紧拥着它们，在海洋深处沉睡，允许它们的微妙存在化为微量元素，为未来的生长提供丰富和滋养之用。

水，来自遥远的虚空，经过漂浮、集聚、凝结，以及无数次改变形态和样貌，把自己薄薄散布在地球表面，成为一切生命的温床。水被风吹到这个太空中孤独的栖息之所，在这个星球千疮百孔的表面，水伸出一只温柔的疗愈之手，抚慰它疲惫的额头，抚平它的山脉，抬高它的山谷，移动它的大陆，水尝试着它所拥有的一切力量，而它的力量也的确巨大，蜿蜒曲折、伤痕累累的地球表面，被它塑造成了一个美丽而流动的整体。第一次灾难性爆炸后，宇宙的画布上满是裂缝，水那灵巧的手指不停缝缝补补，将它们拼在一起又分开。出于某个我们或许只能隐隐窥探的目的，水满怀慈爱地让大地准备好接受生命的伟大赐予，因为水是培养基，万物因它而显现生机。

　　无论何种阻碍阻挡水的潮起潮落，它必定去努力克服，被动而冷漠地对待一切，只专注于自己的需要：吞并和清除所有阻止它统一的障碍。水只想不被打扰，安静地做它自己，和同伴一起漂浮在波涛汹涌的海洋，为了得到这一权利，它将付出漫长而艰苦的努力，默不作声却又势不可挡地进行着永恒的战斗，击败路途中的一切阻碍。它是伪装高手，学会戴上各种面具，在捕获者的眼皮底下摇身一变，逃之夭夭。为躲避夏天的酷暑和冬天的寒冷，它会突然改变它那液态的家（最常见、最稳定的状态），在雾气中飘忽不定地生活，或者当它感觉生存受到威胁时，立刻躲到坚冰的防卫之下，等待时机，好再次变回水的样子。就像那只永远的布谷鸟，四海为家，无论是冰雪荒原之上，还是飘渺云雾之间，都能优雅而从容地找到新的家园。

　　看上去被动而懒惰，在面对狂风和寒暑无休止的肆虐时从不抵抗，但当五行中那些不够柔韧的兄弟早已屈服时，它却以胜利者的姿态出现，被动恰是水的力量所在。一滴水虽微不足道，无力抵挡任何攻击，一旦与同伴聚在一起，却能汇成汪洋大海、滚滚浮云，成为可怕的对手，其他四行的力量加在一起也无法与之匹敌。若能如其所愿地自由流淌，水将成为抚慰生命的仁慈伴侣，为所到之处带来和谐与统一。它流淌在我们的血管，充盈着我们的细胞，滋养着所有生命。而一旦受到威胁，原本赋予生命的力量却将淹没和摧毁一切，将木充满希望的嫩芽淹没在泥沼，浇灭火，冲垮土，还将金的珍贵礼物沉入深渊。

时而是湍急河流，时而是死水一潭，或被冰川牢牢固定，或在晨雾中飘浮，水的力量让它可以千变万化，但正因如此，它担心自己也许什么都不是。善变使它免于毁灭，赋予它变化无穷的特殊本领，但它的不安定和不可捉摸却让它自己都感到害怕，因为它比土更无法确定此时此刻自己身在何处，下一刻很可能就已漂泊他乡。由于知道自己无法长时间安住在一种状态之下，它背负着一种不安全感，渴望安稳与宁静，为了与其他水融合在一起，得到最终的休憩，它踏上了没有尽头、永不满足的追寻之旅。

土无从改变它在我们脚下永恒而舒适的存在，水却永远不知道下一站将栖身何处，这种永远而必然的不稳定，给了它生存的慰藉，也给它带来了无尽的恐惧，因为它知道，即使与同伴短暂分离，就足以变得弱小无依，如同一颗被遗弃在叶片上的雨滴，孤独而微不足道，一阵微风就可将它吹散，几缕晨曦就可以将它蒸发得了无踪影。

作为水的终身伴侣，土多么希望从水流动的双手中学习它的灵活变通，而水则对土持久的稳定羡慕不已。它被赋予了不安、运动和变化的天赋，拥有了这一为生存而战的强大武器，它最大的渴望就是有勇气在它选择的任何地方安心休息，在那里，它可以一动不动、一成不变。在腐烂的池塘和浑浊的水坑里，潜伏着水的阴暗面，阴沉而静止，引诱着它脱离同伴，独自躺下入眠。这正是水容易没落之处，因为一旦被引诱到停滞状态，就变成了一名囚犯，永远被禁锢在毫无生气的深坑泥沼之中，忘记自己拥有变化多端的伟大天赋，可以借此逃脱命运。

水害怕自己会脱离整体那抚慰人心的臂膀，变得弱小、孤独、形单影只。它最大的恐惧是淹没在自己的个性之中。它的伟大之处在于找到无所畏惧的勇气，即使孤身一人，也要做自己，不是一粒被遗弃在腐水之下毫无生气的沉渣，而是一滴自豪地承载着生活中所有欢乐和悲伤的眼泪。

水塑造我们，如同它塑造万物。它是生命的源泉，在我们体内有节律地流淌。在其他四行的结构和定义的引领下，水的潮汐涌入了我们的狭小细胞、精细动脉和无数体液通道内，这些体液滋养着我们的荷尔蒙和眼泪。唯有水不屈不挠的力量才能使生命存在，它是我们求生的意志。那些一生中沐浴着水之祝福的人，都被赋予了某种不可动摇的力量。看上去屈从于他人的肆意压制，最后的胜利者却终将是水，它的凯旋之声，回荡在以不可阻挡之势淹没大地的滚滚洪水之中。

这一行虽然强大而勇敢，但我们都能感觉到，在流动的水面下，回荡着一份深藏的恐惧。因此，恐惧是水的伴侣，正如快乐可以照亮火的道路，那么或许我们也不会被深藏的恐惧淹没？水的颜色为大海之蓝，有死水的刺鼻气味，声音可以是吞吞吐吐的水流声，犹如溪水流过河床鹅卵石时发出的声音，也可以是大海遥远而单调的低语声。水的两个脏腑为肾和膀胱。当世界的水流向我们涌来，它们被肾引入我们的身体，在膀胱的作用下流经每一个细胞。肾中贮藏着生命之精，它创造了生命赖以生长的细胞，每个胚胎在子宫中都是肾的形状。

就这样，伟大的生命周期得以重启，小小种子在水床深处安家，等待着春天的温暖让它发芽，迎接抚育新生命的阳光。

亚历克斯和大卫·贝克汉姆

是什么样的人生活在这种严酷的护持之下，面对各种极端条件，被迫进行各种伪装来生存？这种持续不断的恐惧会给水行人留下哪些印记？

所有水行人都有某种难以捉摸的特质，这种特质很难定义，因为其目的就是让人变得不那么显眼，使他们得以隐藏。水行人的动作总带有几分猫的流动性，有一种悄然从我们身边溜走的能力。五行中只有水在伪装中获益最多，水行人如同自然界中的水一样变化多端，且都为了相似的目的。他们会像动物被逼入绝境时那样如同被冻结；愤怒时，也可以掀起惊涛骇浪，连木愤怒时的强硬或金愤怒时的锋利也无法与之比肩；或者，如果可以畅行无阻，水能自在流淌，当他们处于最舒适的状态时，也能让我们感到自在。 水是五行中最顽强的一行，当其他行都已放弃时，水却仍在坚持，但有时也会被它的情感——恐惧所冻结，如同一只被强光照射的兔子。

因此，水行人有一种难以捉摸、变幻莫测的品质，这表明他们有一种特殊的能力——变化多端，深藏不露，他们身上散发出的某种感觉，总让我们产生一丝莫名的警惕，仿佛和他们一样，我们无法确定他们会在现在的状态下保持多久，以及能在多大程度上信赖他们现在呈现给我们的样子。

在我列举的最后一个病例亚历克斯身上，正体现了这种难以捉摸的特质。 尽管带着不安，却也坚强无比，如果在迄今为止列举过的所有病人中，让我选择一个我能保证不管发生什么都能活下来的人，我定会选她。 灾难常常降临到她的身上，她让自己陷入一个又一个的困境之中，仿佛总是惹祸上身，此时损失惨重，彼时又大发横财。 当困难出现时，她总是惊慌失措，但每当我认为她可能沉下去时，她总能一次又一次像软木塞一样浮上水面。

她来治疗是因为严重的腰背疼痛和频繁的惊恐发作。 这些都让她不能实现水最大的愿望——在生命的河流中自由流淌，像溪水般欢快地顺流而下，轻松穿过巨石和障碍，向大海奔流。水认为一切事物背后都存在某种不确定性，每当这种不确定又在某个生命阶段浮现出来，她就会感到恐慌。 尽管自从接受治疗以来，这种惊恐复发的次数减少了，但她仍然需要我向她保证：

一切都会好起来的，不管发生什么，她都会像往常一样挺过严冬。治疗似乎给了她一种安全感，一种与人交融的熟悉感，让她感到安心。我发现我们的交谈不是在你一言我一语，而是在一起说话，我的声音对她的话语而言恍如一种舒缓的伴奏。聆听我们的交谈，会发现彼此的声音相互交融，仿佛汇成了一条语言的溪流。我想其他行都不会喜欢另一个人如此持续而温柔的参与。

生活中，她表现出水标志性的登上巅峰的决心。她的行事作风带着一丝冷酷，虽然隐藏得很好，但会不时显露出来。无论面前有何种障碍，她都有一股不达目的不罢休的劲头。但这份果敢很可能被表面的柔弱所掩盖，颇具误导性，让人以为可以轻易影响和操纵她。这一点上，她与木和金的刚硬截然不同，她能像武术大师那样转移攻击，不知不觉间便改变了位置和招式，以柔克刚，反制对手。失衡时，她或是胡乱挣扎，或是踌躇不前，但总能在求生欲的牵引下再次漂浮起来。

与讨论金时一样，尽管出于不同的原因，当我试图在诊室之外寻找人来阐述水时，很多名人的面孔也浮现在我的脑海中。但我直到最近才发现，那些身居高位的人中，水行人如此之多。因为我现在才意识到，比起其他行，我之前更容易忽略水的某些特质。不过，让我欣慰的是，我对发现这最难以捉摸的一行越来越有信心，比以往任何时候都更能看清隐藏在那柔软面具背后的冷酷和不屈。尽管看上去顺从，但要让他们掉头或转向，将如逆水行舟一样艰难。

在代表水的名人里，我选择了大卫·贝克汉姆，他身上明显体现了水的特质。当你看到他时，或许会和我一样惊讶，他为何会成为世界上最著名的足球运动员之一呢？表面上，这位年轻人低调谦逊，没有野心勃勃，也没有热衷权力，为何能成为最受追捧的足球明星呢？且尽管他现在球技似乎有所下滑，也依然热度不减。许多其他球员即使没有比他更胜一筹，也和他水平相当，对他们的报道却不及贝克汉姆的百分之一。那么，他引人关注的魅力来自何处？又是什么让我如此确信他是的主导一行是水？

首先是他的声音。他的声音有点奇怪，单调而迟疑，带有一种嗡鸣声。如果要描述，我会说它像是一种奇特的、维持在某个高度的单调嗡嗡声。这便是水的"呻"声。这当然不是一种听起来很舒服的声音，但他在镜头前却显得控制自如，这种表里不一，显示了他出其不意的一面。每次他的声音一出来，总让我心中一惊。他开始说话时总有些吞吞吐吐，花了很长时间才能顺畅起来，在我看来，这与自然界的水无异，如同一条被障碍物阻挡的小溪，最终得以通行。水的声音中，恐怕没有比这更明显的例子了。

几年前注意到他的声音时，我便将其作为水行人的代表，开始留意他的发展动向。他崭露头角时，还只是曼联的一名年轻球员，后来入选英格兰国家队（英格兰男子足球代表队），在那次著名的被红牌罚下事件*后，他在公众心目中的形象一落千丈。我注意到，尽管当时事态严峻，他下场时却看似完全控制住了自己，强忍着情绪。然后，我又继续观察他如何应对外界对他的种种辱骂和指责，他貌似不受影响，实际上却倔强地抵触着。之后，他从一个被排斥的人晋升为同一支英格兰队的队长。再后来，由于某次的一意孤行，他成功激怒了主教练，迫使曼联与其解约，让他得以顺利转会，加盟了当时世界公认最伟大的足球队——皇家马德里。

　　跌入低谷又东山再起，他的过程可谓异常顺利，且这条路上的每一步似乎都是必不可少的。但如果有人问起，我们不得不承认，关于他是如何晋升为英格兰队队长，又是如何解约并转会到皇家马德里的，我们仍然不得而知。这绝不仅仅因为他是个了不起的球员。了不起的球员有很多，但他们可能从未成为球队队长，从未成为足球偶像，也从未像他那样通过奋斗顺利到达顶峰。他内心有一种追求最高成就的强烈愿望，他谨慎地选择了实现目标所需的道路，决心不仅要在同辈中占据一席之地，还要成为精英中的精英。在这里，我们也看到了他自我营销的需

---

　　* 译者注：1998 年，在法国世界杯 1/8 决赛英格兰对阿根廷一战中，贝克汉姆在下半场因踢人被红牌罚下，致使英格兰队以 10 人应战 11 人，最终点球失利。赛后，他受到了国内舆论的强烈谴责，陷入人生低谷。

求，让他在商界获得了其他人梦寐以求的成就。

从踢球到发型、穿衣打扮、生活方式，再到他的妻子，无一不吸引着公众的注意力，他把自己打造成了世界上最具市场价值的运动员。说服皇马为他出价的不仅是他的足球技术，还有他驾轻就熟的市场营销能力。他像变色龙一样改变着发型和着装，正好体现了水行人那难以捉摸的特质。这些改变都是他自己的选择，因为他显然不允许任何人支配他的着装打扮。我们还没习惯他的莫希干头或辫子，他就已经把头发剪短，或者换了一种发型，让我们眼花缭乱的同时，也让时尚界纷纷效仿。在服装方面，他也总是标新立异，今天才穿着马来人的布裙，明天又变得衣装优雅。他还能轻松驾驭各种风格，可以像女性一样珠光宝气，几个小时后，又可以蓬头垢面地穿着溅满泥浆的球衣。他似乎并不羞于像女性那样热衷于新衣服，或像孔雀那样昂首挺胸地行走于世界舞台，但在这些华丽服饰背后，又有着可想而知的男子气概。就连性别，他也有着某种雌雄莫辨的伪装，明明是充满阳刚之气的男子，却如此风格多变，无论男女老少，无不为他所吸引，因他的变化莫测而兴奋不已。

他所做的一切，总是避人耳目，且总是快人一步。我想这就是他让那么多人着迷的原因。无论是外表、谈吐，或是聪明程度，他都并非最出众者，但他却出现在了世界上所有报纸和杂志的头版头条。他究竟是如何看似毫不费力地登上顶峰的，我

·

们不得而知，或许正如泉水一般，之所以可以喷涌而出，是因为下面有着我们看不见的压力。他的动作也如行云流水一般，赛场上的表现如此流畅，令人赏心悦目。

他还拥有水的温暖和友爱之情，与同行相处融洽，带着邻家大男孩的气息，让所有人都倍感亲切。他没有炫耀成功，也没有刻意远离人群，而金行人在试图获得人们的钦佩和尊重时或许会如此。他仍然是人群中的一员，正如水永远希望自己是海水中的一滴。他寻求的不是尊重，而是权力，水的权力来自秘密渠道。的确，我们可以用"深不可测"来形容他，而这种深不可测，往往被温和却暧昧的笑容和看上去的平易近人所掩盖。

那么他的情感是"恐"吗？他的深藏不露和不择手段或许正是这种"恐"的绝佳体现——因担心位置受到威胁，他如此巧妙而不露声色地激起了教练的敌意，甚至可以说，他和曼联解约并顺理成章转会到皇家马德里都是他一手策划的——弗格森怒不可遏的一击*，可谓正中他的下怀。然后他小心翼翼地让自己

---

*　译者注：2003 年 2 月 15 日，英格兰足总杯第五轮，曼联队主场迎战阿森纳队时被 0：2 淘汰。比赛结束后，曼联主教练弗格森与贝克汉姆在第二个丢球上起了争执，弗格森一脚踢飞地上的一只球靴，刚好击中了贝克汉姆的左侧眉骨，顿时血流如注，史称"飞靴门"。这次受伤标志着他与弗格森的亲密关系结束。在 2002/2003 英超联赛赛季结束之后，贝克汉姆就转会到了皇马。

看起来像是受冤枉的那一方，这更加显示了水想要出人头地的决心。我还曾在电视上看到有记者问他，当他踢出决定英格兰能否进入当年世界杯的最后一个点球时是否紧张，他毫不犹豫地回答："不，平时的刻苦练习就是为了这一刻。"他这样回答并非出于傲慢，而是出于对自身实力的绝对信任，以及他拒绝用哪怕最微弱的躲闪来显示他内心深处的恐惧——站在球后，他可能会辜负自己和整个国家，那一刻他一定感受到了紧张，但他永远也不会承认。正是这种对屈服于恐惧的恐惧，驱使着水向前奔流，因为思考失败将是件多么可怕的事情。

▼ 我们在五行循环中的位置

在这趟围绕着五行，并以病人为例的短暂旅行中，作为他们的治疗师，当我从一行转换至另一行时，我体内激起的感受也有所不同。描写詹姆斯时，我感到活力充沛；描写丽贝卡时，仿佛度过了一段充满快乐和欢笑的时光；转至安迪时，则稍有挑战；帕特里克让我的内心变得宁静；而在描写亚历克斯时，我发觉自己变得有些不安和不确定。现在的我，仿佛又可以长舒一口气，重新回到木那安全的栖息之所，因为寒冬终于逝去，春日重回大地。

其他治疗师在这趟五行之旅中的体验可能与我非常不同，尽管我们也会有一些共同的反应，因为五行象征着人类共有的体验，而那些存在差异的部分，则取决于每个人独特的品质，以及每个人与不同行的人相处的经历。有些人与我不同，他们会觉得木和金更难相处，而火和土更容易。我知道，由于我个人的生活经历，我对木和金的理解会比其他人深刻，而我的其他治疗师朋友则对这两行存在较多疑问。但他们无法理解，为什么我觉得自己的护持一行——火，反而比其他行更让我困惑。

这便指向了治疗中最大的问题之一，即治疗师在何种程度上解决了他们自身的冲突。我们内在没有解决的问题，会让我们忽略病人的情感需求，因为我们自身也同样无法面对这部分的情感需求。若转换成针灸术语，则可能意味着，比如，如果针灸师自身生活中的某个领域存在失落，并没有与之和解，可能会下意识地不愿看到他们的金行病人的悲，因为这种悲会引起他们内心的冲突，从而同样下意识地把病人的情志理解为喜（火）或怒（木）的不及，以回避自身的失衡。

因此重要的是，我们不要否认自己的情感反应，而应意识到它们会在多大程度上影响我们的判断。例如，在很长一段时间里，我发现我的病人里很少有人被我诊断为木，后来我才意识到，由于母亲是木，我在很大程度上没有处理好与这一行的关系。深入探索过后，无论是木行人，还是我自己内在的木，都仿佛变成了值得信赖的朋友，尽管有时仍难相处，就像我与詹姆斯那样。我还发现，随着我越发理解木在母亲身上的表现，我与她的关系也得到了改善。我在金面前总是轻松自在，仿佛能深深懂得他们的特质，这大概是缘于我有很多金的助手，并从他们的准确判断和敏锐洞察中获益良多。

因此，每位治疗师在理解五行的过程中都面临着一条必经之路：评估自己对五行之不同表现的反应，注意那些过度的反应及存在自我防御的部分，明确知道自己在哪些方面需要调整——如此才能准确判断病人的五行。从某种程度上说，我们都只能透过自己的眼睛来观察五行，因为无论怎样努力让自己视野清晰、保持中立，在观察其他行时都难免出现轻微扭曲。重要的是，我们不要否认这一点，更不必为这一事实感到悲伤，而应在做出每一个判断时将这一点考虑在内，这样才能在观察病人时尽量保持清晰。这就是为何我们需要在帮助他人之前尽可能深入地了解自己，并不忘在助人的同时继续助己。

这种自我认知还意味着，我们需要学会如何对待自己的缺点和不足，勇敢面对它们，并将它们置于某种背景中去理解。面对自己，接受在自己身上观察到的一切，这便是我所认为的平衡状态。每个人皆面临着来自内部和外界的压力，需要努力适应这一切对我们的要求，这便意味着我们总是在平衡和失衡之间不断摇摆，因此任何一种平衡状态都需要非常努力才能获得。无论与病人相处的时间多么短暂（放到一生的长度中，与病人相处的几个小时只占很小的部分），在这段时间里，在对他们做出判断时，我们都必须努力保持内在的平衡。

我们内在各行之间的相互关系，以护持一行为支点，它支配着我们的平衡，并造就了独一无二的我们。在病人身上，五行亦参与着他们的能量之舞，但病人的任务与治疗师不同：他们渴望达到某种自我认知状态，实现这一目标需要进行某些工作，在他们眼中，诊室是这些工作发生的场所。在这个困难重重的领域，治疗师充当着向导的角色。就这个方面而言，治疗师必须努力把自己身上那些可能为病人投下阴影，并扭曲病人真实需求的部分留在诊室之外。这项任务颇具挑战，但终将极大地充实我们的人生。

在这里，五行会再次帮助我们：经年的临床实践，让我们对五行的理解不断加深，这种理解不仅让我们能帮助病人，还能帮助自己。如果能知道五行平衡和失衡时分别有哪些表现，就不仅可以利用这些知识来理解自己身上发生的一切，还能更加懂得如何与病人互动。我们的弱点和不足以及我们的长处，都能为治疗增光添彩，只要我们勇于承认、努力克服，并将它们视为诊室里的绊脚石或陷阱，时时引以为戒。病人的每一次就诊都将为我们带来独特的挑战，要求我们用全新的眼光看待他们，尽可能远离自己的不安和焦虑，在进入诊室前，把所有会分散我们对病人注意力的东西都抛在脑后。

　　没有哪一行是完全独立的。每一行都依赖着其他四行，正如其他四行也依赖它。正如秋天无法持续一年，一年也无法永远停留在秋天。每一行，每个季节，都只是整个循环的一部分，它构成了整个过程的一部分，这个过程单靠它无法完整。一行只有转换到下一行才算完满了自身，其工作的终点，正是过渡到下一行之时。因此，木在火中成就，火在土中成就，依此类推，正如春夏秋冬，亦在季节更替中成就着自身。

　　选择朋友和伴侣是帮助我们自我完善的方法之一。我们常常需要借助他人的资源和不同的护持一行，在他们身上找到我们无法从自己身上找到的品质，才能使自己维度单一的形象变得更加完善，兼具五行的五个维度。比如，金的情感为悲，可能会希望他人为其提供喜、怒、同情或恐的情感支撑；木可能会寻找金来为其提供更为坚固的边界。由于我们需要吸引其他情感来平衡我们的主导情志，可能促使我们选择另一行的人作为伴侣或朋友，为我们在不熟悉的情感范围内提供支持。我们或许更愿意以这种方式冒险进入另一行陌生的情感领域，但随之而来的却是无法包容彼此差异所带来的不满和困扰，尽管当时促使我们选择和他们在一起的，正是这些差异。

　　因此，每一行都需要借助他人身上其他行的特质来补充自身的缺失。这便是为何我们总是在人际关系、工作和生活中做出各种让自己和他人感到惊讶的选择。我们常常在自己也没有意识到的情况下，与他人建立起各种关系，试图用他们的品质来弥补自己的缺失。可以说，或许我们并未意识到，我们需要彼此既是因为那些共同点，更是因为那些不同之处，这也是我们会爱上与自己完全不同的人，或选择那些连自己都感到困惑的朋友的原因之一。仿佛是本能在告诉我们，在那些看似不太可能的爱人和朋友身上，有某些可以对我们进行某种补充或挑战的品质。

　　显然，失衡时的选择，将与平衡状态下的选择截然不同。火虽需要金的能量来刺激和提升他们，但当火能量变弱时，同样的金能量却会让火难以承受。平衡时对我们正确而有益的事，失衡时却可能很不合适。原本希望从关系中获得圆满，此时却变成了消耗和削弱。这与其说是在互补，不如说是在进一步加剧我们的失衡。我们在失衡状态下所做的选择，可能让某种失衡状态变得更加扭曲。例如，当自尊已经很低时，可能会选择那些喜欢贬低我们的人作为伴侣或朋友，在失衡中寻找熟悉感，而没有勇气去寻找那些能看到我们当时看不到的价值的人。因此，当走向平衡时，会发现我们对关系的选择也发生了变化，因为自我价值感的增强会鼓励我们去寻找那些尊重我们的人，而不是那些打击我们自尊心的人。

下 篇

结束循环

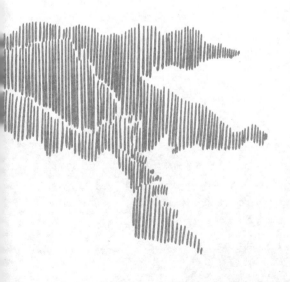

第
一
章

21世纪
背景下的
五行针灸

五行已依次介绍完毕。接下来呢？此前我一直在孤立地看待针灸，将它与所处的文化分离开来，现在是时候把它放到某个医学背景之下了。

根据我目前的了解，针灸起源于约 2500 ~ 3000 年前的中国，又从中国传播至整个远东地区，最终于一百多年前传到西方（数个世纪前也曾在西方有过零星的传播）。针灸对英国的巨大影响始于 20 世纪 50 年代中期，且还在继续扩大。针灸的传播不仅有着从远东到西方的地域跨度，还有着从公元前到公元后 21 世纪的时间跨度，那些从古老的时代和国度流传下来的最为原始的事实和技能，历经 3000 多年的积累，已经被多种语言和多个国家的知识覆盖了一层又一层。

因此，我在 21 世纪的伦敦实践和传授的内容，必然与中国古代针灸师实践和传授的内容大相径庭。如果有人能在如此遥远的时间里予以核实，会发现我们的共同之处便是我们的治疗所基于的哲学理念，如万物一体、道、整体之中的对立统一（即阴阳，比如健康与疾病的对立统一）、五行循环（比如四季和时间的流转）、气的概念及其在体内运行的通道——经络，以及对针刺这些经络穴位可以影响健康的理解。当然，我和古代中国同行还有许多其他相似之处，到目前为止，我们在很多问题上都有共同的认识。

然而，我的实践中定会有许多地方让古代中国同行们迷惑不解，就像我也会对他们的针法或穴位运用感到困惑一样。同样，即使是身处同一个时代，我也会对学习另一种针灸流派（比如日本针灸和中国现代针灸）的同行将中药或不同的灸法融入针灸感到困惑，正如他们也会对我频繁使用灸法的原因或进针方法感到困惑一样。

让问题变得更加复杂的是，近年来出现了更多的针灸分支，通常与西医的许多领域，如物理疗法或外科手术等有关，这些领域中的针灸与中国古代临床实践的联系更少，甚至毫不相关。宏大的哲学概念被狭小的概念所取代，比如"局部止痛"。你只需要知道进针手法、深度及部位便可应用于临床，训练几天甚至几个小时便可掌握。道和阴阳，以及它们所支撑的整个哲学基础，在这里不见了踪影。

除了针灸，还有许多其他方法也与针刺结合在了一起：艾灸、触诊、推拿、导引、吐纳、中药、食疗等。你所操持的针灸流派，或许已经将其中的一种融合在了实践之中。这也类似于西医，不同的医院、同一家医院的不同医生，以及不同医院的不同医生，都有各自的治疗方案。我的医生告诉我，一位刚入行的同事和她在同一家医院获得了行医资格，"这意味着我们是有共识的"。这决定着他们是给予患者理疗、化疗或心理咨询，还是告知患者锻炼或节食。不同的医院、不同的外科手术会要求患者做不同的运动或理疗，所开的药物及处方剂量也不同。

这与针灸界普遍存在的情况非常类似。不同针灸流派为病人提供的东西侧重点不同。例如，五行针灸师往往只提供针灸和生活方式方面的建议。其他针灸流派也会提供灸法，但他们的艾炷可能更小或更大，可以放在针柄或生姜上，或者起源于日本而非中国。有些流派则完全不使用艾灸。我进针的方式，也不同于大多数现代的中国针灸师和美国针灸师。我敢肯定，如果我们穿越回古代，看到中国针灸师使用传说中的原始石针，我们三个人都会惊讶无比。现代外科医生若能看到200年前进行的手术，也会同样感到惊讶。

　　要知道在何处进针使病人的能量产生某种显著变化，需要深入理解道、阴阳、五行、经络和气等基本哲学概念。若没有这方面的知识，尽管在任何部位进针都可能对局部产生轻微影响，正如仅按揉痛点就可以使疼痛缓解，但无法产生真正的针灸所能带来的深刻变化。针灸课程在西方医学界颇受欢迎，因为培训时间很短，只需一个月左右的时间。而我怀疑更深层次的原因在于，这些课程似乎想表明：针灸这种本质上简单易学的疗法，根本无法与西方的同类疗法相媲美。但这些课程所教的针法并非那种需要多年学习才能真正领悟的针法。而且，这样反而对针灸的传播有害，因为那些不知情的人会受到误导，以为针灸只是一种轻轻松松就能掌握的技术而已，从而剥夺了许多人深入探索针灸的机会。

　　那么，在目前的众多疗法中，我如何看待针灸的地位呢？既然我们这里讨论的是五行针灸，就应该从两方面去看待它。首先，是物理医学的角度，就像我们在西方背景下所设想的那样；其次，还应将它置于更为广泛的医学范畴中，与隶属于心理治疗的其他疗法放在一起去看待。之所以能从身、心两方面去看待五行针灸，是因为针灸的灵活和普适性，足以让其在西方形成独特的焦点：在弗洛伊德、荣格和众多后继者所开创的时代，心理学取得了突飞猛进的发展，而我的临床实践不但与心理学理论有很多共通之处，许多地方还出人意料地接近，除此之外，五行针灸还更有其独到之处。再加上它对身体疾病脉络清晰的治疗方法，使它尤其适合于现代社会，尽管如今人们的压力与两千多年前已有天壤之别。值得称道的是，能够如此出色地适应不同时代和文化不断变化的需求，更加证明了针灸所具有的普遍意义。

针灸为我证实了一种在古代中国被视为万物之基础的模式——道。因此，在我看来，针灸自20世纪中叶以来在西方的蓬勃发展，可以说出现得正是时候，因为针灸出现时，人们对西医盲目崇拜的时代正走向终结，慢慢开始（或许太慢了）质疑西医治疗所能触及的极限。与此同时，对于那股塑造万物的力量，许多科学发现也向我们揭示了一些前所未有的概念，推翻了此前人们所接受的有关物质宇宙本质的科学观点。如今，物质在我们眼前被分解成了一种能量，与中国古代所说的"气"非常接近，人们也认为，居住在体内的灵魂能影响它所面对的世界。古代的先辈们如此清楚地认识到了万物之间的联系，如今在现代物理学中也得到了证实。

这方面似乎只有西医是落后的，这或许并不奇怪，因为西医所依据的许多假设，如今正受到这些新观点的冲击。但这也正是针灸所面临的挑战，因为在许多意义深远的方面，针灸关于"万物都是不可分割的整体的一部分"的理解遥遥领先于西医。因此，它能够理解什么是健康，以及如何在整体观念下维持或恢复这种健康的平衡。尽管历史悠久，针灸却已然成为新医疗方式中的先驱，它的存在威胁着原有的医疗体系，但这一体系是如此根深蒂固，必将对新观念进行顽强的抵抗。

讽刺的是，即使是亘古不变的磐石，也应该像最近的科学进展一样保持常新。对于这样一种呼应着形成宇宙的微妙能量的微妙疗法，它的挑战在于如何让人们在一片嘈杂中听到它的声音，而不是被边缘化。面对人们对针灸功效的高声蔑视和极度无知，我更愿关注我和其他治疗师的病人对其疗效的认可，他们虽未发声，却为此书的内容提供了深刻证明。当反对针灸的声音让我有些沮丧时，我会这样安慰自己：将来我们能为更多病人提供深刻的治疗，他们成千上万的声音，尽管可能依然安静，但必将为支持针灸的队伍增添更多分量。

▼ 发自内心的呐喊

接下来的这声呐喊，既是发自内心，也是为"心"而发。心，我们最深刻的部分，却常被忽视，此书正是为它而写。数不胜数的疾病，把那么多人拖进痛苦的深渊，普通的医疗工具却爱莫能助，要想真正治愈这些疾病，我们就必须学会让灵魂在身体中归位。因此，书的最后一部分旨在号召人们为灵魂而战，其中也必然包括一些控诉，因为在我看来，现代人对健康的态度存在诸多错误之处。可以坦率地说，我心中有个目的，整本书都是为了达成这个目的。我希望尽可能多的人能不再理所当然地接受那些他们业已接受的医学观点，而是敢于重新审视它们。尽管我在这里为大家提供了另一种选择，但读者也必须对此提出质疑。盲目接受一种严重忽视我们最深刻的部分的医学观点，在我看来是非常令人不安的，因为它违背了人类质疑一切的需要和责任。希望我在这里所写的内容能提出一些之前或许没有人提出的真正问题。

那么，我是如何看待这个针灸必须占据一席之地的现代医学背景的呢？我想，任何关心增进人类健康与平衡的人看到周围如此多的疾病，一定都会深感不安。甚至可以说，以前生病是一种异常，而现在，生病却几乎成了常态，人们看医生的频率如此之高，这在我年轻时是断然不曾发生的。究竟从什么时候开始，人们如此过分强调外部干预对健康的必要性呢？

从医学哲学的角度看，对健康的理解当然应将更为深刻的灵魂包含在内，因此西医表面上很先进，实际却显得非常粗糙。西医显然没能阻挡涌入医院的病人不断增长的趋势，这可能不仅仅是增加资金或员工的问题。我们当然有理由质疑：现在投入医疗网络的大量资源，在国家的总收入中占如此高的比例，是否获得了相应的健康水平的提高？这种疗法是否真的带来了它希望带来的好处？将这些资源用于恢复或维持健康后，现在国民的健康程度是否真的提升了？有没有更廉价、更有效的方法来实现健康？在这里，作为针灸的受益者，我必须毛遂自荐，因为针灸能成功治疗人类最广泛的身心失衡，且与西医相比，它的费用如此低廉，它已在候场，只要社会做好准备，提示音一响，它就会走上舞台中央。

显然，科学时代的到来意味着科学的触角已经延伸到医学领域，由于科学关注的是对物质世界的理解，于是发明了复杂的仪器，使它能深入身体内部进行探测，让每个部位都得到细致检查。可以说它为医学带来的是对细节的崇拜，使西医在很大程度上变成了一门局部科学。就像为西医服务的医院被分割成不同的科室，我们的身体也被分割开来。这便是我们向人体内部进行更深入的探索，试图揭开其奥秘的结果。在更早的年代，只有在诸如尸体和骨骼等死体上才能进行类似检测，但随着科学方法越来越精细，仪器越来越精密，一系列的新技术已经使我们能深入活体内部，现在人体最深处的秘密已被揭示开来，但对它的检测还在变得更加复杂，身体的每个微小部位都要依次暴露在 X 光和扫描下，还要接受手术刀和激光的探测。如今，从活体组织中提取样本进行实验室仪器的详细分析已成为常规程序。从复杂精细的大脑到最细微的神经，我们身上没有一处能免于这种细致的检查。

所有这类在最小细胞中寻找最小组成部分的医疗程序，牺牲了人体的整体性，也抹杀了各个部分之间令人惊叹的相互关联。这些将人体碎片化的过程，让医院已然变成了修理厂，病人痛苦的身体被分割开来，心脏被分配到心内科，肾脏被分配到肾病科，神经被分配到神经内科。人体越是被看作独立的部分而非整体，就越无异于将人体与无生命的物体等同起来，使我们更难将有生命和无生命的物体区分开来。我们只需从这种论点向前迈进一小步就可以得出这样的假设：科学针对棍棒和石头的研究方法，同样足以确定人类疾病的根源并进行治疗。这种对于健康的理念主要依靠的是物理仪器，它所基于的假设是：疾病的答案一定能在实验室中找到。于是医院，这种把我们和生病的同伴集中在一起、专门用来减轻身体痛苦的建筑物，便在这种理念下应运而生了。

如今的人们认为身体对健康有着至高无上的重要性，于是建立起了一座座医院作为丰碑，正如曾经的人们认为灵魂至高无上，于是有了一座座庙宇和教堂的高高耸立。的确有人会提出这样的争论：无论我们信仰的是什么，是神明或者自然之力，在精神可以得到疗愈和休憩的地方，身体也能得到更好的疗愈。这些被我们忘记的事，或许20世纪在高山上为病人建造疗养院的人是知道的。由于缺乏治疗肺结核的青霉素，他们把病人送到空气清新的山林中，这是对大自然力量的认可——即使不能治愈，也能减轻痛苦。

也许躺在阳台看着白雪皑皑的高山牧场、呼吸着山间的清澈空气更能有效阻止病情恶化，也显然更加便宜；而躺在封闭的病房，与外界唯一的接触只有空气，就连呼吸的净化空气，也早已通过无数其他病人的肺。身边也鲜少有来自大自然的东西，即使是一瓶鲜花，也因害怕感染而不允许放置在床头。遗憾的是，与那些认同万物一体的地方相反，医院把病人与他们所爱的人分隔开来，安置在冷冰冰、没有人情味的房间里，周围全是冷冰冰、没有人情味且令人恐惧的医疗器械，而这些检查仪器只能照顾到病人的一部分，即它们所能探测到的身体，病人的其他部分却遭到忽视，对这些帮助身体面对疾病、生存、爱、恨、创作音乐和伟大的小说、思考深刻问题的部分而言，被关在医院通常是一种痛苦而非疗愈。

离开物质的、具体的世界，我进入的是另一个世界：在那里，我的身体变成了一团闪闪发光的能量，能敏锐感知到最微小的影响，周围旋转着的能量，为它的盛开和生长、枯萎和死亡提供着所需的一切。这让我不禁自问，科学思维让我们如此专注于在身体的残骸中搜寻，我们是否应该收起那双显微镜般的眼睛，允许那些不幸被拆分开来的微小部分重新融为一体，并将它们重新放进更宏大的背景之中？我们需要谨防继续追随科学的脚步，它将带领我们走向那条导致身体被肢解的危险之路，因为仪器愈加精密，人们就会试图去探测人体中更加微小的部分，我们就会被分割得越小。我们面临着变成破碎废墟的危险，在这一过程中，灵魂的生命之血已被耗尽。

在五行针灸看来，人是有着微妙平衡的有机体，当生活压力来临时，需要进行敏锐的调整才能保持健康，对于操持着这样一门针法的我而言，一想到要让这种微妙的机制自愿接受某些残忍的现代医疗手段，便会觉得那是极为陌生而痛苦的，且并无必要。但众多的制药公司、设备制造商和医务人员都被灌输了一种信念：只有这类治疗形式才是医学发展的唯一出路。面对他们，除了像我这种沉浸在完全不同的医疗传统之下、提供截然不同的治疗方法的人外，还有谁敢质疑这些治疗手段呢？

在这种背景之下，人体逐渐被拆分得支离破碎，身体的各个组成部分竟比它们所来自的整体更受重视，无论背后的意图多么真诚，都让人们越来越难以相信"身体是完美平衡的整体"。尽管它自己从未质疑过，但毫无疑问，医学实践已成为一种非整体的实践。治疗耳朵、背部、脚趾、喉咙、胃痛、偏头痛时，都是孤立的，几乎从不涉及它们之间的联系。人体被分成很多部分摆放在我们面前，如同幻灯片上被显微镜放大的细胞，有它自己独立的身份。我们将自己从背景中摘除出来，但背负的风险是，我们将无法看到那个适用于所有人的框架。仿佛科学接受了宇宙在大爆炸后的支离破碎，也就此接受了人体的支离破碎。

在过去的几个世纪里，西方将科学奉若神明，要求我们忠于那些所谓的可以被证明的东西，但这常常是错误的。从前人们普遍崇尚的是内在的精神，后来却慢慢向外发展，演变成了对精神的躯壳——身体的崇拜。我们曾认为如果事物不能被量化，它们的存在就必须受到质疑。任何质疑科学发现是否真实反映了现实的观点，都会被认为太过原始而遭到摒弃。如此一来，便能理解为何我们会如此关注身体，因为身体作为我们存在的证据和外在表现，看得见摸得着，不是正好在工具能检测的可靠范围内吗？这或许是因为，在一个充满不安全感的世界里，身体明显的坚实感让我们安心。我们学会了依赖它所带来的慰藉，因为只有看得见摸得着的东西似乎才是安全的。身体就在那里，让人感觉如此实在，如此安心。起码这个地方是没有疑问的，我们这样安慰着自己。

　　这就是西医的不足之处之一，对于我们体内的灵魂，它没有表现出探索的兴趣，即使是我们的身体，在西医看来也仿佛是一个硬纸板剪出来的物品，可以被操纵和随便移动，就像一个相互之间没有关联、完全分离的独立实体。对于这样一个物品——因为它的确被当成物品来对待——我们何必关心对它做了什么，以及在哪些部位做了这些？因此，只需要看看我们身上那些切口，那些横七竖八戳进身体每一个部位的器械，还有那些泛滥在我们动脉中、充满有毒物质的药物，便知道我们打着恢复健康的旗号让身体承受了多少屈辱，对这些行为的漠视又多么让人瞠目结舌。最近一位医生朋友告诉我，他常常发现那些为了疾病所做的检查，比疾病本身的危害更大。

的确，从最简单的层面来看，让你感觉更糟的事情真的能让你变得更好吗？西医的许多治疗方式所带来的侵入和干扰，引起的疼痛和压力，有些只会让我们的情况变得更差。这些干预措施挽救了多少人的生命，又让多少人的情况变得更糟？有没有可能，许多人因为少数人的康复而病得更重？这些问题都值得一问。

我们对这些可怕的干预所发生的环境也显得漠不关心——那里遍布令人恐惧的机器，缺乏新鲜空气，甚至连在重病病人的病房放置植物和花草都是禁止的，仿佛这些无害、自然而美丽的东西的致病率比高概率的医源性感染更大。这一切都是多么冷酷无情、缺乏人性！病人常常独自面对机器，或者更可怕的是，被独自留在机器里面对致命的射线，医生则为了安全躲到屏幕后，保护自己不受射线的伤害。这对我们身体的防御系统，即保护我们不受攻击的宝贵免疫系统会有什么影响呢？有多少人会问这样的问题，或者质疑是否有更有效的方法来治疗这些疾病？

我的一位因甲状腺功能亢进而在医院接受治疗的病人，见证了医疗如何发展成了如今的状态。她的专科医生告诉她，他需要通过注射放射性碘检查她的甲状腺功能，并监测以后的进展。当她抗议说不想做这样的检测时，她的专科医生说，尽管他也不认为这是绝对必要的，"但既然有这么多设备就应该用一下"。最近，一位医生朋友告诉我，一家医院的地下室里堆满了从没使用过的先进设备，医院既没有相关的技术人员和资金，也不需要这些设备，他们也不清楚谁能从中受益，但他们必须订购这些设备，"否则我们所有的研究经费都会枯竭"。这真是太疯狂和荒谬了。

▼　医疗化的社会

西医认为疾病是对身体的攻击，由于它关注的是事物的外在，因此也鼓励我们使用外部的手段来击退和战胜疾病，把疾病变成了某种外来的、可分离的东西，是可以被强行移除或消灭的，而不是把疾病视为虽令人不适，却仍然与整体有机相连的部分。从这种观点出发，就很容易把身体认为是一个摆放在那里的物品，很容易被侵占，因此总有潜在的敌人需要去击败。因此我们想出了很多方法来攻击我们所认为的身体入侵者，把自己的健康交给别人，允许身体被他们剖开、探入、切割。我们还服用许多药物，仿佛人工生产的药片里藏着健康的所有秘密。

当然，真正的科学成就也为人们带来了明显的益处，比如发明了抗生素、髋关节置换术，以及各种让我们在原本可能死亡的情况下存活下来的方法，这些都让我们的理念发生了转变。某一领域的成功使我们迫切要求在更广泛的领域取得医学上的成功。既然我们如今不会再患上结核或天花，或死于败血症（尽管抗生素的过度使用也造成了严重危害），那么当我们有任何无法缓解的疼痛时，或许也应该抗议，并要求对此做点什么，即使这样做最终只能是徒劳。这样的抗议也的确越来越多，人们已不愿再等待或忍受，而是要求立刻采取行动。人们没有准备好去忍受任何不适，不管它们是多么短暂而轻微。一旦稍有风吹草动便要求医生做点什么，我们就会越来越频繁地求助于他们。反过来，由于他们在一个假定医学应当有所作为、而非鼓励我们等待或忍受的体系中工作，当他们感觉无能为力时，就会把病人转给其他人，如果有些问题他们解决不了，那么那些技高一筹的人一定能解决。

因此，在我们寻求健康的途中，全科医生的手术往往是第一站而非最后一站，因为医生们如此担心他们会被指责忽视某些严重疾病，以至于他们太容易利用我们的恐惧，把我们的病历交给医院的一个又一个科室，仿佛是在为自己免除责任。如今，我们去医院时，很少有人会像从前一样让我们再观察一下，或跟我们说上几句安慰的话语，或给我们一些含糖的安慰剂。其实，只要得到一些东西，不管是什么，都能让很多人离开医院，并因为得到意外的收获而开心起来。通常这样就够了，因为时间常常有着惊人的疗愈能力。但问题是，并非所有情况都如此，且远非如此，这让西医所做的一切都带着某种恐惧，生怕存在没有发现的严重病理状况，因此整个医疗体系都朝着"防止危及生命的情况被漏诊"的方向倾斜。这意味着，即使是轻微的病理状况也会像最严重的状况一样受到强烈关注，而所有激烈的医疗手段都存在风险。

一旦进了医院，我们常会发现难以脱身，因为会有一个接一个的检查，而所有的检查都是不完美的，可能会令人惊讶地产生一个有点模糊的结果，于是需要再做另一个或进一步的检查，让我们永远处于等待之中，担心着由某个可能出现的可怕结果，仿佛永远被牢牢拴在了病理预后上。这非常让人沮丧，却常常发生，因为医生似乎都担心将来的后果，不敢签字让我们离开。

我们现在所处的，正是我所说的"医疗化社会"，我们如此担心无法及时发现某种严重疾病，以至于我们通常明明很健康，却花了一生的时间来担心自己的病，为此去做各种检查。最近一位临近分娩的年轻病人告诉我，怀孕对她而言本是天大的喜事，但整个孕期，没有一天不在担心各种检查的结果，医生总是鼓励她去做各项检查，但她对这些检查的必要性知之甚少，更不知道检查结果对她的影响。即使是为分娩做准备的这段时间，也变得有些困惑，因为分娩本来就是件计划赶不上变化的事，现在却不得不制定出一个计划，且是在几乎不了解分娩复杂性的情况下。看来我们越是认为自己了解身体不同部位的生理功能，就越容易偏离自然和健康，进入一个由非自然和不平衡所主宰的世界，一个我们都是病人或即将成为病人的世界。

这便导致我们都期望自己有权利不生病，一旦生了病，便有同样的权利要求某个人或某种东西帮我们治好，于是我们就有了理由去疯狂寻找各种治疗方法。然而，在日常生活医疗化的过程中，我们很少去考虑不同的年龄或不同疾病阶段分别适合什么样的治疗和干预措施，也很少去考虑这些治疗所包含的风险，因此，医生可能会为一个 80 岁高龄的人提供某个连他们自己也认为无法提高患者生活质量且常常只会带来痛苦的手术，也可能会为绝症患者提供毫无益处、只能延长痛苦生命的治疗。也很少有人会去质疑，鼓励一位 55 岁的女性（我的病人）继续接受激素替代疗法是否合适，或者是否健康？她早在几年前就该绝经了，激素替代疗法所带来的人工周期却导致她每月大量出血，继而引起了贫血，她又必须接受进一步的药物治疗，于是就变成医生又给她开了一种药，以弥补之前的药物造成的损害。同样的，很多极端的外科手术是否真的有必要？对放化疗的处方的监控有多仔细？这些治疗本身是有害的，不管开出这些治疗的人的本意有多么善良。这些都是不能回避的重要问题，因为它们的后果可能是令人不安的。

我们对健康的理念不再平衡，在这样的大环境下，本应是自然的衰老和死亡过程也成了一种非自然，这唤起了人们越来越大的恐惧，而一种建立在错觉之上的文化则更是激发了这种恐惧，即认为衰老和死亡不应该成为我们的命运（可以看到，整容、吸脂、减肥、健身等，所有这些努力都是为了阻止岁月的无情趋势）。我们已经让助长这种错觉的整个医疗行业发展了起来，任何质疑其有效性的尝试，他们都会与之斗争到底。由于我们天生害怕生病，往往对自己的死亡缺乏认真的思考，准备不足，所以，任何看上去能缓解这些恐惧的东西都是受欢迎的，不管它们有多么虚幻。事实上，提供的商品越虚幻（青春永驻，永葆健康），就越符合我们逃避现实的需要，且越容易被我们接受。

如果一家拥有无数检查和治疗手段的医院能够让我们相信，干预措施的数量越多，我们恢复健康的可能性就越大，那么被设计出来满足这一需求的检查也将越来越多，如果有任何人胆敢质疑它们除了痛苦并没有为我们带来什么，更不用说让我们变得更健康了，一定会被他们大声喝止。我们建立的医疗体系如此巨大而无所不能，有它自己的规则，且有着很强的自我延续性，以至于如果一种药物、干预或测试失败并对我们造成伤害，我们会立即要求换用另一种药物，却很少有人去质疑，要恢复健康的微妙平衡，难道永远需要通过如此残忍的侵入性手术吗？

如果治疗带来了比疾病本身更糟糕的结果怎么办？谁准备好了去评估甚至去质疑？关于不同形式的药物治疗，谁来收集其有效的证据？众多的乳房切除手术和子宫切除手术，施行起来如此随意，有时甚至毫无必要，它们的有效性证据又由谁来收集？这辆巨大的医疗战车向前行进的过程中，无疑帮助了很多人，但它势不可挡的前进也伤害了很多人。谁敢这样质疑？人们难道不会指控它剥夺病人的健康权吗？令人沮丧的是，在当前所有关于医疗成本的讨论中，公众没有对增加支出的必要性提出任何根本性的质疑。似乎并没有动机去审查增加的支出能否带来健康状况的改善。到目前为止，大量资源被投入到英国的国民健康服务中，很明显并没有让人民变得更加健康，否则医院将变得空空荡荡。不管我们部署了多大的武器来对付疾病，我们面临的疾病规模并没有缩小，更令人沮丧的是，我们发现这些武器本身就带来了致命的问题。我们在卫生事务上投入了大量资源，到目前为止应该足以证明：如果它们真的有效，即使不能消除疾病，至少也能将疾病规模缩小到可控制的程度，但倘若真的如此，医院病床前的长队又是从何而来的呢？

需要重新评估的领域很多，其中也包括西方对统计数据的依赖。统计数字的问题在于它并不实际。从表面上看，统计数据乃基于科学事实，是科学有效的，但一旦用在个体身上，则失去了意义。如果某项检查显示我患心脏病的概率为 60%，那么我是属于那 60% 还是 40% 呢？没有人能告诉我答案。但人性就是如此，一旦有了这样一个统计数字萦绕心头，100% 的人都无法在夜晚安然入睡。而实际上，我们可能永远不会得这种病。这种对健康的态度多么可怕，值得控诉的是，它将病人和健康人都推向了可怕的不确定。我们知道，这种萦绕在西医头上的恐惧一定会影响我们的健康，因为最具破坏性的事情便是失去希望，变得消沉和放弃。这里面深藏着危险，因为没有什么比我们深信自己有能力恢复健康更能有效抵御疾病。这种信念一旦受到西医中固有的、颇具侵蚀性的悲观主义的攻击，整个健康体系便会遭到根本性的破坏。

当前对健康的态度已经成为一个禁区，要质疑它的正确性，需要很大勇气。最近，面对如此多的乳房 X 光检查，一位著名的癌症专家勇敢地对这些检查的安全和有效性提出了质疑，却受到媒体的攻击。我们常常不敢提出这些问题，尤其是因为任何对当前医疗实践的质疑，都会给那些正在接受各种形式的治疗的人带来痛苦。就像最近的公众事件那样，仅仅是问一下用放射疗法治疗乳腺癌是否安全，就已经使我一位正在接受这种治疗的病人感到她最后的希望已经离她而去了。

这些禁忌对我们健康的影响非常可怕。但是，如果我们关心自己的健康和孩子的未来，就必须在这一领域冒险，无论它有多么危险，无论它看上去多么有悖公认的假设。这项任务如此艰巨，它所带来的困难也是我们需要面对的。病人并不适合评估他们正在接受的治疗，且大多数人都受到过其他人的主动劝阻，让他们不要去深入询问成功和失败率。这项任务必须落在那些不参与治疗的人身上，无论是以医生还是病人的身份。

现代的治疗程序如此复杂，一个人如何才能获得充分的信息呢？即使是那些开出这种治疗处方的人也常常无法对其进行恰当的评估，因为他们的大部分知识都依赖于由既得利益集团进行的药物试验的结果，对此的研究少之又少。就这一点而言，我最近读到，即使是现在，人们对儿童可接受的药物剂量仍然知之甚少，这非常让人不安。

重病病人通常更愿意有人为他们提供某种治疗作为希望的寄托，不管治疗会引起多少不快和痛苦。事实上，正如俗话所说，"良药苦口利于病"，人们通常认为，治疗的不愉快，在某种程度上适当和必要地平衡了疾病的不愉快。我常常感到，如果未来我们再来回首现在，由于某些领域的存在，比如那些与药物和外科手术过度干预有关的领域，西医主宰世界这仅仅一百年左右的时间可能会被视为医疗的"野蛮时代"，人类对自然无益的且常常是致命的破坏到达了顶峰。很可能在未来的几个世纪里，当这些治疗方法的真正价值得到正确评估时，其中一些激进的、侵入性的治疗方法将被认为属于医学的"黑暗时代"。报纸的头条上，醒目地写着生产一种又一种药物所带来的风险，只需看看它们便能发现我们几乎制度化地接受了医疗行业对我们健康的干涉，且在这条路上走了很远。我们常常毫不怀疑地交出自己，不再坚持做自己命运的主人。

可以这样说，现代西医试图让身体恢复健康的方法与自然界所能提供的一切距离越远，就显得越重要。在这里，我们可以再一次目睹在这样一个庞大的医院网络中，帮助病人的是一系列的人造仪器和人造药物，而其所处的环境与我们所能想象的自然环境相差甚远，除了格格不入的盆栽或鲜花（如果它们是允许的话），唯一能找到的自然事物只有其中的人类。即使是住院病人呼吸的空气也是循环利用的，因为现在很多现代化医院里，窗户都不允许向外打开。医疗设备造就的结果是使我们与自然隔绝，且隔绝的不仅是我们的身体，还有身体内部的各个部分，更有甚者，不仅使病人与他的家人、水井隔绝，还与他呼吸的空气和脚下的土地隔绝。我们把病人送进医院，无异于把他们单独囚禁起来。

再加上复杂的入院程序、安全检查和门锁，这里已然变成一个仿佛故意与外界隔绝的疗愈场所，将病人与他们的自然居住地隔绝开来。自然的保护被认为是失败的，病人需要人为的干预。大自然一旦变成我们的敌人，就有报复的习惯。这便是我认为针灸的真正意义所在，因为它试图利用自然来纠正失衡、治疗疾病，并调动病人自己的能量来做到这一点。

当我还是学生时，开心地听到老师说我应该开始把自己看作大自然的工具。起初我只是觉得这个头衔很了不起，后来则越发觉得自豪，因为我在试图利用自然力量来帮助病人恢复健康，而这个头衔给我的定位是：我就是这种自然力量的一部分。

▼ 关于针灸的愿景

我对健康所持的观念与当今社会的主流观念完全不同，在这样的背景之下，要想坚持自己的观点，时常让我感到压力重重。每当此时，我总会给自己片刻的喘息时间，根据我在此书中描述的针灸原理构想一个健康世界。我喜欢将这些想法推而广之，设想如果人们对健康拥有完全不同的态度，会是怎样一番风景。这种设想也会将一些西医的发现包含在内，但很大程度上，只会将其局限在那些处理急性和极端病例的领域内，因为这些病例可能需要（但不总是需要）立即采取更激烈的干预措施。针灸和其他被我统称为自然疗法的世界，以及西医的世界，二者能在哪里有所交集，以及能相互关联到什么程度，将需要很多辩论，而我在这里所能给出的有限。但我接下来要写的是我第一次尝试制定一种不同的模式，它将针灸所能提供的考虑在内，我热切地感受到，对于那些涌入全科医生诊所的棘手问题，针灸可以提供许多解决方案，且不但便宜很多，还减少了侵入性。

但这个愿景乃出自一个完全不同的视角，它预想中的卫生系统，资源不是集中在设备、研究方法和药物上，而是集中在为病人提供高度的个人支持和关注上。很明显，整个治疗期间我与病人的一对一关系中所花的时间，再乘以我看的每一个病人，若与全科医生或顾问的短短几分钟相比，是处于劣势的。但如果真的要比较，我所需要的额外支持可以抵消这种劣势，因为即使我真的需要任何其他工作人员，我需要的设备和诊所的人员配备也是最少的。我的设备也只需要一个小盒子就能装下，可以放进随身携带的包里。与西方医疗程序的巨额开支相比，我省下的钱可以为几乎无数针灸师和其他补充医学治疗师提供资金。

但是，你很可能会问，我该如何着手治疗涌入医院的各种不同疾病呢？西医对人体及其运作过程已获得了广博的知识，每天还有新的研究在补充，我所能提供的是否肯定无法取而代之？如果我认为以我的微薄之力，提供的东西能比肩科学知识累积而成的高楼大厦，是否太自不量力了？我对针灸的主张是否过于大胆，与它能达到的效果不呈正比？

为了读者能做出自己的判断，请跟随我来看一些我治疗过的病例。读到这些描述的人可能会惊讶地发现，针灸的作用范围竟如此之广，甚至在治疗最严重的疾病时，针灸也能与西方的同类疗法相媲美。我将以这周来我诊所的一些病人为例。和以往一样，我修改了姓名和细节以保护病人隐私。

第一个病人叫约瑟芬，她43岁的时候来找我帮助她再次受孕，过去的两年里她一直在尝试却没有成功。几个月来她一直极度疲劳，这一点从我对她的首次脉诊中可以得到证实——她十二官的脉皆虚。这表明为五行供应气血的两条主要经脉——任脉和督脉出现了严重阻滞。这可能是导致不孕或月经问题的原因之一，如果能得到及时纠正，常能让问题迎刃而解。她第二个孩子的出生给她带来了极大的创伤，她还被各种各样的疑惑所困扰，比如她的丈夫是否想再要一个孩子，她早年生活中的许多家庭矛盾也尚未解决，这些都为她出现如此大的阻滞增加了许多情感上的原因。这一切使她产生了一种深深的绝望，她承认，这种绝望使她觉得自己不配再要一个孩子。可以说，她将自己封闭了起来。仅仅几次治疗后，她便有了好转，现在她怀孕了，非常开心。这周她来做每月一次的巩固性治疗，以确保一切正常。她的护持一行是火，扶持这一行使她能够重拾生活中的快乐，不仅温暖她自己，还能滋养另一个幼小灵魂。

我有过很多类似的病人，每个人都曾对怀孕感到绝望，或者有过流产的经历，其中一位在47岁时有了孩子，她坚持将此归功于我在春天给她做的治疗。那年春天她来我这里接受我们所说的季节性治疗，当时她对怀孕不抱希望已经很久了。这或许确实激发了她的木，并给了她所需的能量，在木的推动下孕育了新生命。是否真的如此，我们永远不得而知，但她坚信是治疗起了作用。

　　这周的另一个病人是一位年轻人，他的情绪经常出现很大波动，且强烈到让他感到害怕的程度，他担心自己无法控制的愤怒可能会伤害到女朋友。一段时间以来，他一直在接受各种形式的精神治疗，才勉强在大学期间坚持下来而没有崩溃。现在他已经走出校门，被大学时代的亲密关系稍微抑制的恐惧再次浮出水面，他感到已控制不住自己的脆弱。我确信，高压的家庭生活、成就斐然的父母和一个在他们眼中不会犯错的哥哥，在一定程度上造成了他的失衡，以至于他发现越来越难以离开家去上班。上周的初诊之后，我认为在压力下发生崩溃的是他的金这一行，当金发现自己能力不足时，那股锐利的愤怒便在他无法逃脱的暴力幻象中露出锋芒。我再一次满怀信心地希望，通过扶持他的金，从而增加他的自我价值感，能够减轻那些点燃他愤怒的强烈的无能之感。我在其他病人身上也遇到过类似情况，这让我感到有信心帮助他恢复掌控，他告诉我，几次治疗后，他觉得自己已经不那么受情绪的影响了。

　　我这周治疗过的病人中，至少有七人是由于情感问题而来。大多数（并非全部）患者最初都有生理上的不适，当症状有所改善时，由于感受到针灸能让他们的情绪保持平衡，他们仍会继续治疗，但此时治疗间隔时间会拉长。身体上的症状从肠易激综合征、严重的背痛、肌腱炎、月经不调、头痛到关节炎，这些症状现在要么已经消失，要么很快得到改善，病人已不再把它们作为来治疗的原因。

还有另外两位病人，他们的病情要严重得多，一个是肺癌，另一个是乳腺癌。 一位患者目前正在接受化疗，另一位现在只去医院做半年一次的复查。 他们都患有或曾经患有严重疾病。接受化疗的病人接受针灸治疗，有助于他的血细胞维持在一个足够高的水平，使他能承受住化疗，并减轻恶心等伴随症状。 另一位病人的病情已经缓解 10 年了，在这里治疗是为了进一步巩固。 在这两例患者中，治疗均增强了五行的力量以支持免疫系统，使他们能够抵御癌症，我们都希望治疗能增强免疫系统的功能，使其能够抵御癌症的进一步攻击。

我有许多曾患癌症的病人，他们的癌症都没有再复发，但是否是因为针灸我不得而知，因为他们也都接受过西医的常规治疗。但根据他们的西医团队的反馈，有足够的人数和迹象表明，针灸在他们的病情改善中发挥了不可或缺的作用。 每一次针灸治疗都能让各种能量在身体和灵魂内以更大的力量循环流动，因此我希望在这两位病人身上，能够不再发生曾经发生过的身心崩溃。

西医治疗癌症时，将癌症视为需要被击败的入侵者，而针灸治疗不是一种对身体的攻击，而是一种调动身体自身防御系统的方式，试图将身体的病变部分重新整合到更健康的环境中。 今天一位病人告诉我，医生说他肺里的肿瘤变小了，而他骨头里的肿瘤"似乎更充分地融合在了一起，强化了骨骼结构"。 他也在接受一些实验性的药物治疗，毫无疑问，医生会将他的病情进展归功于此，谁又能说他不对呢？然而，由于在使用这种新药前我们就已经看到了改善，我和他都相信，针灸在他的持续康复中发挥了重要作用。

现在我们来看看这周病情比较轻微的病人，他们中有3人属于全科医生所说的非特异性疾病，除了疲劳、失眠或轻微不适外，没有明显的身体症状。这类病人的针灸治疗有很高的成功率，因为正是这些早期的不适迹象表明五行开始出现了失衡，少数几次治疗便可得到纠正。对于这类病人，治疗能使他们避免以后出现更严重的情况，想想这类病人的数量便让人深感满足。尽早通过针刺的细微调整去纠正那些失衡，可以防止到了严重失衡时需要进行更紧急的干预。

最后，我这周还治疗了四位病人，他们现在只是偶尔来，第一位每6个月来一次，另外三位每2～4个月来一次，他们都把针灸视为一种预防性的治疗。他们现在都没有明显的身体症状，那些最初的身体不适，我们现在都已忘记，他们的第一次治疗如此久远，那些症状早已消失。他们都告诉我，针灸可以使身体和情感都保持平衡，他们现在继续治疗更多是为了保持情感上的平衡。对于每个病人，在这特殊的一天，我都会用我认为适合的方式扶持他们各自的护持一行，让他们再次带着良好的健康和心情离开，过几个月再见。

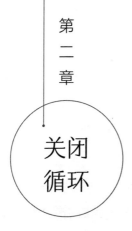

第
二
章

关闭
循环

在努力了解五行所表达的人类个性本质的过程中，我对人类
困境形成了一些自己的见解，并将以此作为本书的结尾。每个
人的内在都有着令人敬畏的深度，每个人也都有潜力在内心深
处发现那颗纯净的宝石——对自己的理解和接受，希望大家在
阅读此书时，将它看作我对这一切致以的敬意。我在此所写的，
是我个人对理解人类深刻本质所做的尝试，但我可以冒昧地说，
就思辨性而言，它并不亚于许多关于万物起源和人类存在之本质
的不断变化且颇具争议的理论。我所渴望的生活的诗意和事物
的韵律感，在其中得到了满足。

　　水是一切生命最神秘的源泉，将它作为本书的结尾，正如它围绕着万物画了一个圈，可谓再恰当不过。就像大海持续而遥远的呢喃，水温柔地为我们唱着它那迷人的宁静之歌，用久远的记忆诱惑着我们——在那段我们遗忘已久却也渴望已久的时光里，我们曾与万物合一。在水的辛苦劳作之下，世界终于可以短暂休憩，在它柔软的臂弯里安然入眠。这个围绕宇宙的伟大生命循环，在冬眠时也将我们的生命轻轻关闭，每个冬天都象征着一次微小的死亡，而死亡本身，只不过是我们每年之死亡的一种延伸。

　　当海水漫过头顶，能轻松而永恒地漂浮在这个被水充盈的子宫里，这种感觉是多么诱人！因此，在第一次向外的爆炸将宇宙由整体分裂成部分、使完整变得不完整之前，宇宙应当也曾有同样的感觉。圆满具足，终始合一，除了自身，别无他求。在平静的自我沉思中虚度着生命，宇宙就像一个致密的球体，在时空中无休止地滚动。当然，如果扪心自问，这正是我们所追求的：永远舒适地保持现状，不受挑战，完整无缺，时间无穷无尽，目光凝望着无垠，无欲无求，不可分割，沉浸在辉煌而满足的平静之中。

　　然而，宇宙虽给予了我们这份合一的伟大礼物，却选择把自己撕成碎片。这正是让人疑惑与惊叹之处，因为整个宇宙都选择了这条艰难的道路。它牺牲了最初合一时的平静与和谐，代之以不再合一时的冲突与混乱，当它合一之时，它所能做的就是自己，而当它变得数不胜数、千差万别时，合一便成了它的渴望。这种自我毁灭的勇敢行为，究竟是为了何种伟大而令人敬畏的目的？谁知道呢，或许，那只掌握着一切的巨手暂时厌倦了自己的专注，竟放松了控制。有了可乘之机，世界便从它指缝间溜走了。也许在未来的某个时候，这只巨手会决定从目前的劳作中休息一下，回到静止的中心（正如天文学家所预测到的那样），但现在还时候未到。宇宙不停分离又结合，分裂又融合，充满着创造性的活动，不管你喜欢与否，都被迫参与其中。随着伟大循环的破裂，变化的挑战悄然而至，撩拨着、诱惑着，让人永不满足，如同宇宙中永恒的渴望，对缺失的部分的渴望被融入事物的模式之中，因为从此以后，所有的事物都必将感受到自己的残缺。

我们也生来就是残缺的，当我们被从子宫中拉出，没有防御能力，无法自给自足，努力理解着我们为何会被抛弃，只有短短几十年的时间去解开这个巨大的谜题。当每个人进入孤独的生命当中，我们已经把自己从伟大宇宙的怀抱中分离出来，独自站立于世间。可以说，我们为了成为个体生命，付出了多么巨大的代价！我们会感到失落，我们的生命，只不过是某个武断而冷漠的神心血来潮时吹的一口气*，存在于这个狭小而黑暗的星球，

---

* 译者注：根据圣经中上帝造人的故事，耶和华上帝按照自己的形象，用地上的尘土造出一个人，往他的鼻孔里吹了一口气，有了灵，人就活了，能说话，能行走。

在浩瀚的太空中旋转，是件毫无意义的事。我们似乎在生命表面寻找着意义，就像母鸡在尘土中啄食。

难怪许多人面对如此巨大而艰难的任务时，宁愿选择埋起头来不予理会，面对周围如此令人敬畏的空间，却紧闭双眼。但那些有勇气睁开双眼的人会发现，回报他们的是如此美丽的景象，足以让他们嘲笑自己当初的怀疑。因为当我们完成木火土金水的五行旅程时，我们惊奇的目光所看到的景象一定会让我们肃然起敬。那只握着一切的大手在宇宙上空盘旋，指向这里，又指向那里，改变着岁月的进程，召唤着生命的存在，宣告着生命的死亡，在它那无尽而又艰辛的工作中，并没有将我们忘记。每个人的头上都有一只护佑之手。对我而言，是那只火的手指护佑着我，并因此赋予我意义。

正如星座在无尽的太空中追寻着自己的轨迹，掠过每个人的额头时，会为他们烙上出生时刻的印记，有人是白羊座，有人是金牛座，五行也会在其无尽的旋转中稍作停留，在我们身上烙上各自的印记。五行之轮从始至终、从生到死无休止地旋转着，微小停顿之下，一个极小的开口出现在了它平稳的循环之中，留出足够的空间让我们在出生时遁入其中，参与生命的循环。在我们被打上个性印记的地方，永远留下一道小小的伤疤，那是通向更广阔宇宙的开口。它是我们通向无限的孔洞，一个我们可以通过它成长或变弱的地方。

我们进入循环的地方，将永远是我们的不完美之处，那根柔软的脐带，在第一次残忍的切割后仍然隐隐作痛，那次切割，让我们从整体中分离，在它的推动之下，我们不情愿地拥有了自己的独立身份。从此我们有了各自的渴望和不满，将为之奋斗终生。对每个人来说，这场斗争就进行在我们护持一行的门前，因为变化的力量就在那里扎营，注意力也在那里集中。这一行会伴随我们一生，守护着我们所做的一切，一旦我们忽视它发出的警示信号，就会受到疾病的侵扰，无论是身体还是灵魂。因此，那只搭在我们身上的护佑之手便是向导，是引路人，它指明了我们应当追求的生活方向。

那只护佑之手指引着我们的一生是走向五个方向中的哪一个——是中央，还是向外走向罗盘上四个方向中的任何一个。那些得到木的绿色手指护佑的人将朝向东方，向着朝阳、一年的春天、树上的新芽和希望前进。那些带着火之烙印的人，将渴望面朝南方，转向正午的太阳、夏日的喜悦和爱。金冷峻的手将我们转向西方，面对阳光的消逝和终将失去一切的悲伤。水的流动之手将我们带向北方，让我们深深沉入黑暗可怕的冬眠之中。那些注定生活在土之怀抱的人，则朝向中心，而中心，正是这个内在能量世界的枢纽，能量由此向外辐射，又回归于此。他们所处的时间将是收获之时，这是一年中伟大的转折点，那时，大地将地面上结出的所有果实都收回到自己身上，一年也慢慢从阳转阴。

如果护佑我们的是木，我们就必须坚定地注视东方；如果水是我们注定的家园，就必须注视北方。这将是我们实现目标的方向，不管我们多么渴望去往别处，只有这个方向能让我们成长。因此，我们的命运永远是做自己，永远渴望土的舒适，永远因金的遗憾而痛苦，永远渴望木的坚固结构或火微笑的喜悦，永远需要让水得以生存的安全感。

这些渴望我们都有，只是比例不同，因为生命由所有五行能量构成，它们像溪流一样流过我们，但护持一行将为我们的生命赋予最主要的色彩和质地，这一行的渴望最贴近我们的内心，将决定我们的生命形态。满足这一渴望是我们必须具有的目标。因此，疾病意味着我们跌跌撞撞走进了荆棘丛中，偏离了护持一行所指的属于真实自我的清晰道路。我们一生都在追寻各自不同的复杂命运。而与命运紧密相连的，是护持一行赋予我们的生命礼物——负担和乐趣、希望和绝望。这就是宇宙的目的在人的层次上发挥作用的方式，宇宙的伟大力量虽分散在宇宙的各个角落，却仍将它们牢牢控制在手中。宇宙通过每个人发声，我们成功展现出自我的那些短暂瞬间，就是我们存在的意义。

那个让我们得以进入生命伟大能量循环的开口，将继续挑战和激励我们，召唤我们去探索那些超越自我的领域。但是，原地不动，畏缩不前，坚决把自己隐藏在熟悉的安全环境中，是多么诱人！对那些变化视而不见，拒绝自我成长是多么容易！但是，当护持一行在我们身上留下它的印记，并将我们一生置于它的护佑之下时，它期望这种恩赐能得到某种回报，因为上天的礼物不是用来挥霍的。明智地使用它是我们一生的责任。

就某种深层的意义而言，每个人的内心都存在着一对矛盾。由于我们被剥夺了最渴望的东西，护持一行便指引我们去追寻圆满，但护持一行又以某种方式剥夺了这份最热切的追求，因为在它为我们打上烙印之处，将永远留下一道伤口，就像阿喀琉斯之踵*一样，永远提醒着我们的不完美和脆弱。这种不完美正是一份礼物，因为再次变得完整的渴望将推动我们前进，万物都在寻求自己的途径，回到记忆中最初的整体之中。那么，也许我们的不完整是必不可少的。还有什么比剥夺我们的完整、让我们渴望不再拥有的东西更能促进改善和成长呢？因为这样一来，我们的不完整就成了一种鞭策。我们的护持一行正好承担着剥夺的任务。护持一行养育、支持、保护和鼓励着我们，然而，它所知道的最珍贵的礼物却被它隐藏了起来——像所有的好老师

---

* 译者注：阿喀琉斯是凡人英雄珀琉斯和海洋女神忒提斯的爱子。忒提斯为了让儿子练成"金钟罩"，在他刚出生时就将其倒提着浸进冥河。遗憾的是，阿喀琉斯被母亲捏住的脚后跟却不慎露在水外，在全身留下了唯一一处"死穴"。后来，阿喀琉斯被帕里斯一箭射中脚踝而死去。现将"阿喀琉斯之踵"引申为致命的弱点、要害。

一样，它知道只有通过剥夺和失望才能让我们真正学到东西。
我们如此懒惰，无法通过快乐来学习，因为一快乐就容易变得懒
散，只有痛苦时才会学习，而最清楚这些痛苦是什么的，除了我
们的护持一行还有谁呢？

　　因此，正是在这一点上，五行张开双臂迎接着我们，让我们
面临最无畏和最艰巨的任务——将循环变成螺旋式的上升。